体の不調がみるみる消える新しい食事法

腸をリセットする最強レシピ

医学博士　江田クリニック院長
日本消化器病学会専門医
日本消化器内視鏡学会専門医

江田 証

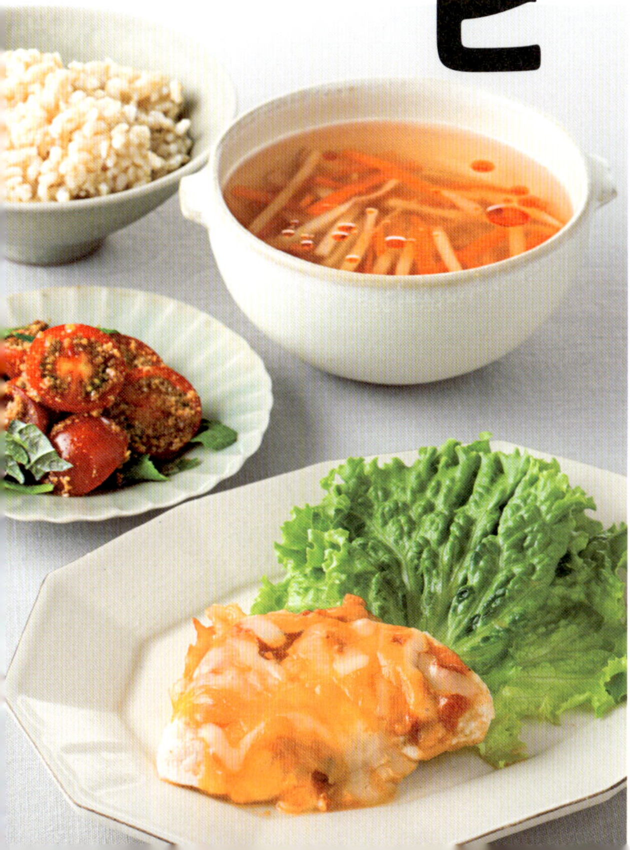

ビタミン文庫
マキノ出版

はじめに

いつ襲われるかわからず、外出もままならない、ひどい下痢。
食事をしたとたんに、腹部がパンパンに膨れて苦しくなる、おなかの張り。
何をしても、いつまで経っても改善しない、つらい便秘。
おなかの不調に伴う、全身の倦怠感《けんたいかん》や、集中力の低下。

いろんな病院で検査を受けても、いつも結果は「異常なし」……。
つらい症状はあるのに、病名どころか原因もわからず、途方に暮れる毎日……。
おなかによいといわれる食品をとっても、いっこうに改善しない……。
おなかの不調と、一生つきあっていくしかないのだろうか……。

こうした切実な悩みを抱えた人たちが、毎日のように私のクリニックを訪れます。皆さんに、まず私がお伝えしているのは、**「今まで、ほんとうにつらかったですね。そのおなかの不調は、きっとよくなりますよ」**ということです。

いまや、**おなかの不調を抱えている日本人の割合は約7人に1人で、累計すると1700万人以上**といわれます。なかには、過敏性腸症候群《かびんせいちょうしょうこうぐん》（特定の原因が見つからないにもかかわらず、便秘や下痢、腹痛などが慢性的に続く病気）と診断されて治療を受けたり、少しでも腸内環境を整えようと、ヨーグルトや納豆などを食べたりしている人も多いことでしょう。しかし、そうした努力をしているのに、**いっこうにおなかの調子がよくならないという人が急激に増えている**のです。

近年、そのような原因不明とされるおなかの不調の裏に、**「SIBO《シーボ》」**が隠れていることが突き止められました。

SIBOとは、小腸で腸内細菌が増殖する病態のことです。本来、大腸にあるべき細菌が、小腸に入り込み、食事に含まれる糖をエサにして増殖。すると、小腸内で大量のガスを発生させ、冒頭のようなおなかの不調だけでなく、全身にさまざまな悪影響をもたらすのです。最近の研究によると、**過敏性腸症候群とされてきた人たちの84%にSIBOが隠れていると報告**されています（*）。また、SIBOのような腸に問題を抱えている人が、よかれと思い、ヨーグルトや発酵食品などを摂取すると、症状が悪化する問題もあるのです。

そんな人に、ぜひ試してほしいのが、**「低FODMAP《フォドマップ》食事法」**です。

*Lin,H.C(2004). Small intestinal bacterial overgrowth: a framework for understanding irritable bowel syndrome. Jama,292(7),852-858.

FODMAPとは、小腸で吸収されにくい4種類の糖質のことで、「オリゴ糖」「二糖類」「単糖類」「ポリオール」を指します。これらの糖質を、過敏性腸症候群やSIBOの人が摂取すると、小腸で増殖している腸内細菌にさらにエサを与えることになり、まさに火に油をそそぐ結果になってしまうのです。

つまり、原因不明の腸のトラブルを抱えている人は、**FODMAPが含まれていない「低FODMAP食品」をとることで、おなかの不調を改善することができます。**それが、低FODMAP食事法です。

私は、これまで4万人超の、腸の悩みを抱える患者さんを診《み》てきました。その臨床経験からも、低FODMAP食事法がすばらしい成果を上げていることを知っています。

このように優れた食事法なのですが、1つだけ難点があります。

それは、「毎日の献立を考えるのが大変だ」ということ。

FODMAPが含まれている「高FODMAP食品」は、私たちの身近にたくさんあります。例えば、小麦類やニンニク、タマネギなども高FODMAP食品です。それらを避けた献立を毎日考えるのは、楽なことではありません。実際に、低FODMAP食事法を実践している患者さんからも、「専用のレシピ本が欲しい」という声を、たくさんいただいています。

そうした要望に応《こた》える形で制作したのが、本書です。

低ＦＯＤＭＡＰ食事法では、まず３週間、高ＦＯＤＭＡＰ食品を避ける食生活を続けてもらいます。**本書には、夕食の献立を３週間分、昼食を２週間分、朝食を１週間分、低ＦＯＤＭＡＰ食品のみを使用したレシピを収録しています。**レシピどおりに作るだけでいいので、低ＦＯＤＭＡＰ食事法を楽に実践できることでしょう。

また、豊富なレシピに加え、腸の構造や役割、ＳＩＢＯやＦＯＤＭＡＰについての基本情報もご紹介します。

低ＦＯＤＭＡＰ食事法で、過敏性腸症候群やＳＩＢＯをはじめとした、腸のトラブルが改善できれば、心身の健康増進にもつながります。

本書が、つらいおなかの症状の改善や、健康維持に少しでも役立つことができれば、医師として何よりの幸せです。

医学博士・江田クリニック院長　江田《えだ》　証《あかし》

もしかして「FODMAP」が原因かも

腸内環境チェックリスト10

あなたが悩んでいる、おなかの不調は、FODMAPと呼ばれる糖質（32ページ参照）が原因かもしれません。下のチェックリストに1つでも当てはまる場合は、低FODMAP食事法（34ページ参照）が、おなかの症状の緩和に役立つ可能性が高いといえるでしょう。

- □ 糖質をとりすぎないよう、お米を控えているが、おなかの張りがある。
- □ パンやパスタを食べたあとに下痢をしたり、おなかが張ったりする。
- □ 牛乳やチーズなどの乳製品をとると、おなかが痛くなる。
- □ 毎朝、ヨーグルトを食べているのに、便秘や下痢が治らない。
- □ ごぼう、豆などの食物繊維をとると、ガスが増えたり、便秘や下痢がひどくなったりする。
- □ 納豆、キムチなどの発酵食品を食べても、おなかの不調が改善しない。
- □ タマネギやニンニクを食べると、下痢や腹痛に襲われる。
- □ きのこ類を食べると、おなかが痛くなる。
- □ リンゴや桃、柿を食べると、おなかに不快感を抱く。
- □ キシリトールガムをかむと、おなかが緩くなる。

1つでも当てはまる項目があった人は

「低FODMAP食事法」を試してみよう！

もくじ

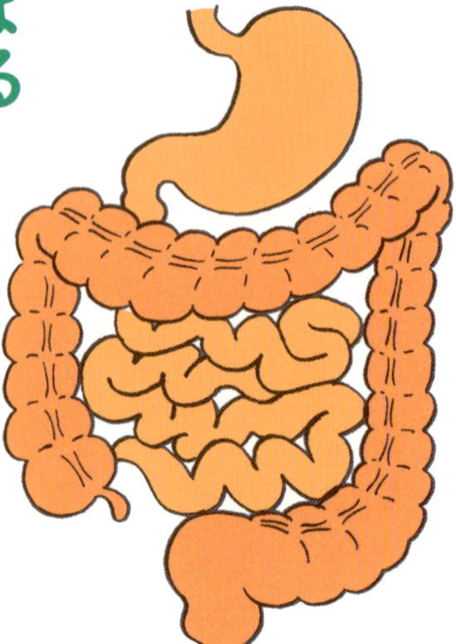

第2章

腸をリセットする低FODMAP食事法

第3章

すぐに実践できる3週間レシピ

レシピ監修・栄養計算　金丸絵里加（管理栄養士）

夕食の献立　3週間レシピ

昼食の献立 2週間レシピ

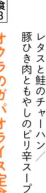

朝食の献立 1週間レシピ

第1章

すべての健康は腸から始まる

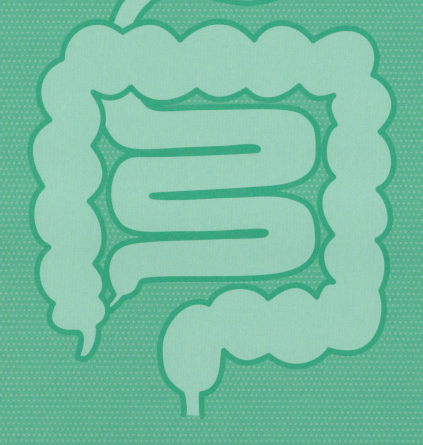

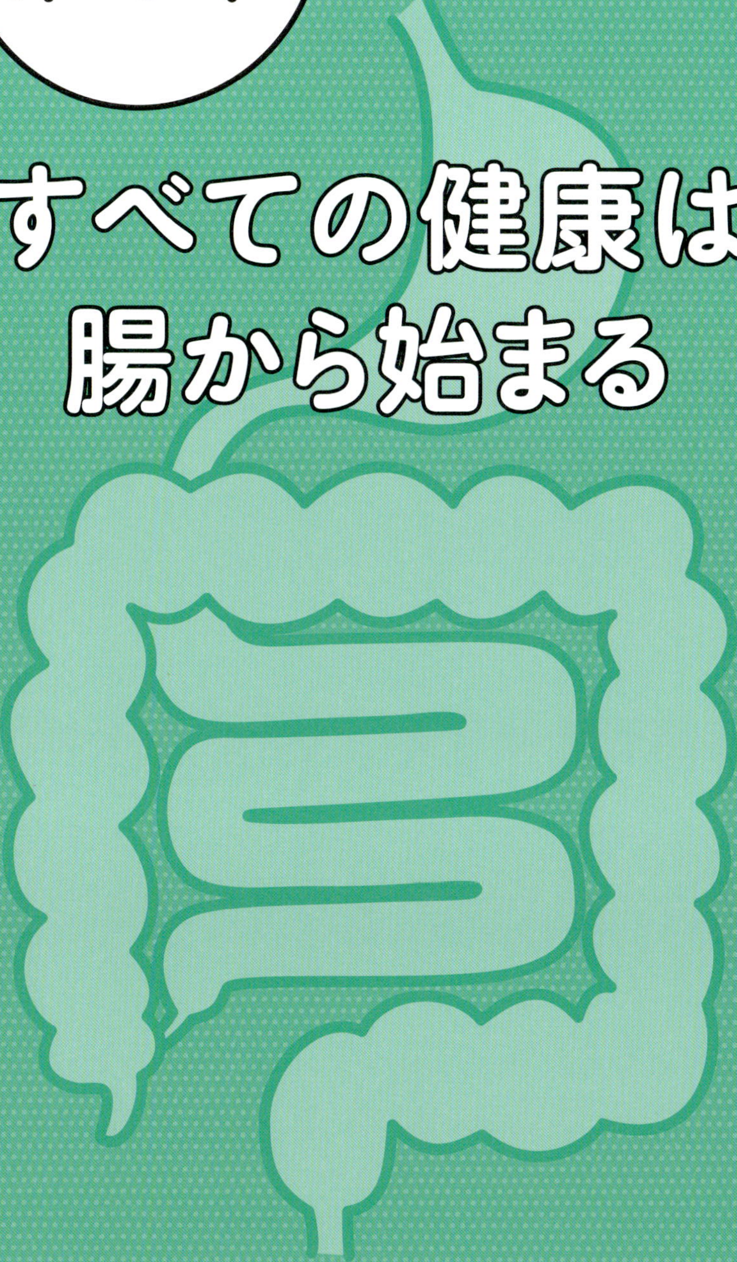

まずは知っておきたい！腸の基本的な構造

腸は、**小腸**と**大腸**の2つに大別されます。

小腸は、さらに**十《じゅう》二《に》指《し》腸《ちょう》・空《くう》腸《ちょう》・回《かい》腸《ちょう》**に分けられ、胃から送られてきた**食べ物の栄養分と水分のほとんどを消化・吸収する役割**があります。空腸と回腸の内側には絨毛《じゅうもう》という突起があり、さらに拡大すると微《び》絨《じゅう》毛《もう》という細かい突起で覆《おお》われています。この突起のおかげで表面積が拡がり、食べ物の栄養素を効率よく吸収できるのです。

大腸は、**盲《もう》腸《ちょう》・結《けっ》腸《ちょう》・直《ちょく》腸《ちょう》**に分けられます。小腸から受け取った消化物の水分を吸収しながら、最終的な残りカスを便として肛門から排出します。

日本人の腸の長さの平均は、小腸が6～8ｍ、大腸が約1・5ｍといわれています。内部の表面積は、絨毛の構造もあって約32㎡です。**腸は、その長さと表面積を活かして「栄養を得る」（消化・吸収）という生命活動に不可欠な役目を担っている**のです。

では、消化・吸収の流れについても簡単にご説明しましょう。口にした食べ物は、唾液

［腸の構造］

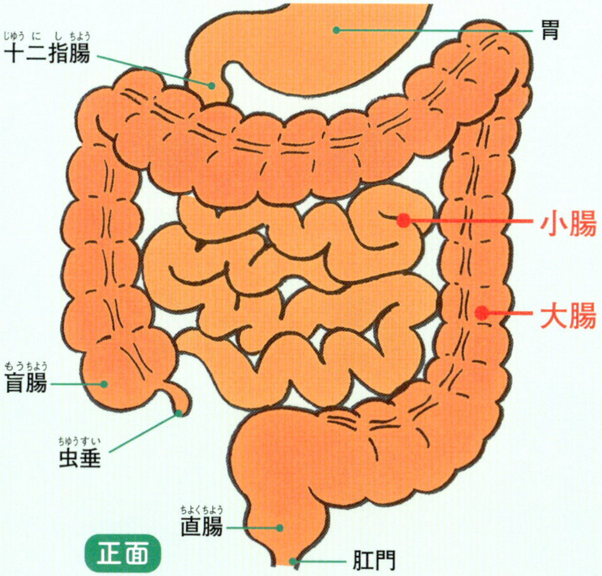

とともに食道を通って胃に運ばれます。胃液によってドロドロに溶かされたあと、十二指腸に送られます。このとき、十二指腸にある大小2つの弁が開いて、胆のうから胆汁《たんじゅう》、膵臓《すいぞう》から膵液《すいえき》が流入。これらを消化液として、食べ物の分解を助けます。

消化物は十二指腸から空腸・回腸へと進みながら、ブドウ糖やアミノ酸などの栄養素に分解され、水分の約80%といっしょに吸収されます。ここまでで消化しきれなかった消化物を処理するのが大腸です。腸内細菌（16ページ参照）が食物繊維などを発酵させながら、消化物を吸収可能な栄養素に分解。さらに水分を吸収して便をつくります。

腸は免疫システムの大部分を担い多くの臓器と密接につながっている

腸の役割は、食べ物の消化・吸収だけではありません。私たちの体を病原体から守る**免疫システム**においても、重要な働きを担っています。なぜなら、**全身の免疫細胞の約70％が腸に集中**しているからです。腸で行われる免疫のことを**「腸管《ちょうかん》免疫」**といいます。

また、腸は、全身の臓器と互いにコミュニケーションを取っていることがわかっています。遠く離れた場所にある、脳もその1つです。

腸には約1億個の神経細胞があり、網目のように**腸管神経**が張り巡らされています。腸管神経は、迷走《めいそう》神経（脳から腹部、内臓まで広く分布する神経）を通じて脳とつながっていて、主に腸の動きを活発にする副交感《ふくこうかん》神経の機能を持っています。反対に、腸の動きを抑える交感《こうかん》神経は、脊髄《せきずい》の中枢《ちゅうすう》神経とつながっています。

こうした脳と腸のつながりのことを**「脳腸相関《のうちょうそうかん》」**と呼びます。つまり、脳と腸は双方

［腸はたくさんの臓器と連携している！］

腸

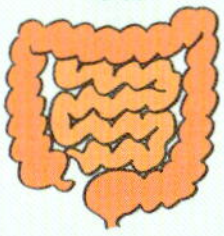

- 脳……「脳腸相関」のネットワークで情報交換しているため、互いの状態が影響し合っている。
- 心臓……自律神経の働きによって心拍数や血流がコントロールされ、腸内の血流も変化する。
- 肺……呼吸によって、自律神経を制御。横隔膜の動きで腸のぜん動運動も助けている。
- 肝臓……胆汁をつくり、小腸で吸収された栄養素を一時的に貯蔵する。
- 胃……食べ物を胃酸と混ぜ合わせて粥状にする。小腸のお掃除運動（MMC）も制御。
- 脾臓……体内の免疫システムを管理。腸管免疫からも間接的に影響を受けている。
- 腎臓……血液中の老廃物を尿として排泄《はいせつ》。腎臓を保護する腸内細菌が存在する。
- 副腎……ストレスを緩和するコルチゾールを分泌し、腸内に炎症が起こると分泌量が増加する。
- 胆のう…消化物が腸に送られると、胃酸を中和して消化をサポートする胆汁を分泌する。

向で情報交換をしており、**腸内の状態によって、その情報が脳へと伝わり、体のあらゆる場所に影響を及ぼす**のです。

腸と臓器のネットワークは、脳だけではなく、胃、胆のう、膵臓《すいぞう》、肝臓、肺など、多岐にわたっています。一見、腸とは関係のなさそうな心臓も、腸にトラブルがあれば、その信号が神経から伝わり、心拍数を上下させて血流をコントロールしているのです。ほかにも、脾臓《ひぞう》は免疫系、副腎《ふくじん》はホルモン分泌系《ぶんぴつけい》の面で、腸とコミュニケーションを取りながら機能していることがわかっています。

このように、腸は、各臓器と連携を取りながら、体内機能のバランス維持に努めているのです。

腸内細菌の勢力争いが健康を左右！バランスを維持することが重要

腸には、約1000兆個、2000種類を超える**腸内細菌**がすんでいます。その働きは実に多様性に富んでいて、腸内環境を左右するだけでなく、人体のさまざまな機能に影響を与えるのです。

腸内細菌は、大きく3つに分けられます。体にいい影響をもたらす**善玉菌**。体に悪い影響をもたらす**悪玉菌**。そして、中立的な立場の**日和《ひより》見菌《みきん》**です。これらの理想的なバランスは、善玉菌が2割・悪玉菌が1割・日和見菌が7割とされています。しかし、**悪玉菌が善玉菌よりも勢力を強めると、日和見菌が悪玉菌に味方をするため、腸内環境が一気に崩れてしまい、さまざまな不調をもたらす**のです。

また、食生活の乱れや運動不足などが引き金になって、腸内細菌の種類の多様性が失われることがあります（ディスバイオシス）。これも腸内細菌のバランスが崩れるため、体に悪影響を与える原因になるのです。

[腸内細菌の理想的なバランス]

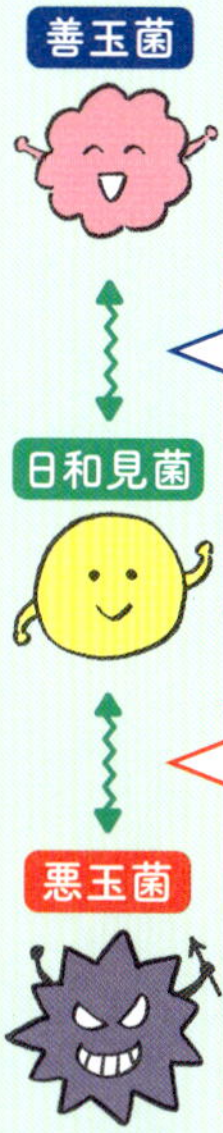

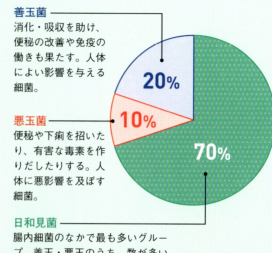

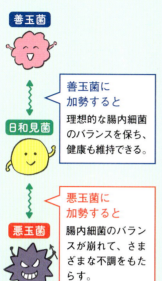

善玉菌に加勢すると
理想的な腸内細菌のバランスを保ち、健康も維持できる。

悪玉菌に加勢すると
腸内細菌のバランスが崩れて、さまざまな不調をもたらす。

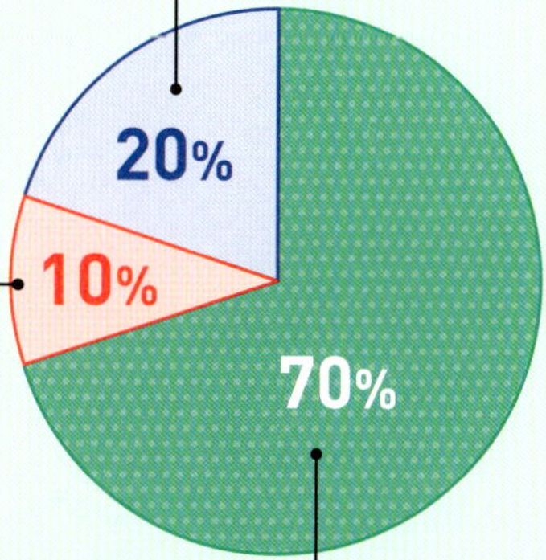

善玉菌
消化・吸収を助け、便秘の改善や免疫の働きも果たす。人体によい影響を与える細菌。

悪玉菌
便秘や下痢を招いたり、有害な毒素を作りだしたりする。人体に悪影響を及ぼす細菌。

日和見菌
腸内細菌のなかで最も多いグループ。善玉・悪玉のうち、数が多いほうに加勢する。

さらに、**60歳を過ぎたころから、腸内細菌のバランスが大きく変化する**こともわかっています。

善玉菌が少しずつ減っていき、悪玉菌が増え始めてしまうのです。しかも、ウェルシュ菌や黄色ブドウ球菌などの病原性の強い細菌が増えていきます。老化システムの一環かもしれませんが、なぜ、このような変化が起こるのかは、まだ解明されていません。

いずれにせよ、私たちが健康で長生きするためには、腸内細菌のバランスを維持することが重要です。そして、そのためには、**食生活を見直すなど、日ごろから腸内環境を整えることが大切**といえるでしょう。

腸の不調のサインを見逃すな！「傾腸」の習慣を身につけよう

腸には、さまざまな役割や機能があり、全身の臓器と深いつながりがあると説明しました。つまり、**腸から発信される不調のサインを読み取れば、いつもなら気がつかないような体の異常を知ることができる**のです。

このことを私は**「傾腸《けいちょう》」**と呼んでいます。

腸が発する不調のサインのなかでも代表的なのは、**下痢と便秘**です。腸内細菌のバランスの乱れだけでなく、ストレス、感染症やアレルギーなどが引き金となって、これらの症状が現れます。健康な人でも、一時的に下痢や便秘になることがありますが、1ヵ月以上長引くようなら、病院で診《み》てもらいましょう。

下痢と便秘だけでなく、「おなかに張りや痛みがある」「肌の状態が悪い」「オナラが増えたり臭くなったりする」「ゲップや胸焼けが頻繁にある」など、腸はさまざまな不調のサインを発信します。**健康でいるためにも、腸の状態に耳を傾ける「傾腸」の習慣をぜひ**

［腸から発信される不調のサイン］

□ **おなかがゴロゴロ鳴る**
腸の動きが激しいときに鳴る音。食事の直後でも音が激しいなら注意。

□ **便の状態**
便の色や形が、腸内環境の状態を量れるバロメーターになる。

□ **体重の急な増減**
腸内環境の乱れによって、消化・吸収がうまく働いていない状態。

□ **ゲップ・胸焼け**
ガスの過剰発生によって、胃腸に圧がかかり、胃液などが食道へ逆流することが原因。

□ **肌ツヤの低下**
悪玉菌による代謝産物が肌に悪影響を与えている状態。

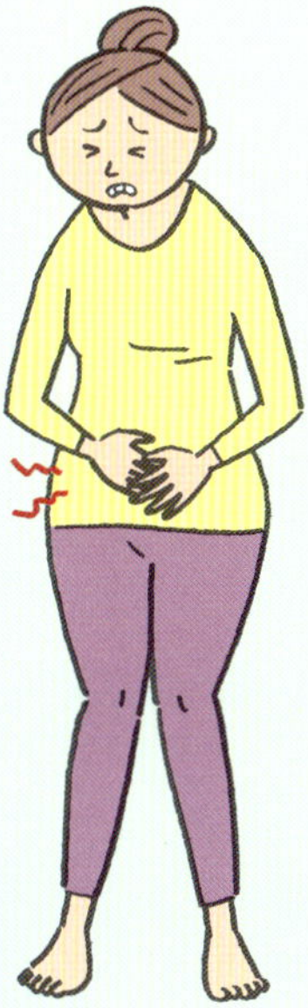

□ **下痢・便秘**
食生活や生活習慣の乱れ、ストレス、病気など、心と体に不調が生じたときに現れやすい。

□ **オナラの増加**
腸内の悪玉菌が増えると、ガスの量が増えて、においも臭くなる。

□ **おなかの張り**
オナラの増加と同じように、悪玉菌の増加によるガスの過剰発生が原因。

□ **腹痛**
便秘や便秘と併発することが多いが、痛みの感じ方や位置などで原因が変わる。

身につけてください。便を観察することも、大切な「傾腸」の1つです。

定期的に排便があるかどうかだけでなく、色や形を観察することで、普通なら見ることのできない腸内の状態をチェックすることができます。**理想的なのは、表面が滑らかでバナナのような形をしていて、色はやや黄色っぽい茶色の便。**この状態であれば、腸内細菌のバランスや、腸内での消化・吸収する速度のバランスが正常な証拠です。なお、灰白色の便、赤色のマーブル模様の便、黒色のタールのような便が出る場合は、思わぬ大病が潜んでいることもあるので、すぐに医師に相談しましょう。

原因不明のおなかの不調の裏に「SIBO」が隠れている!?

近年、腸のトラブルとして、特に若い世代で増えているのが**過《か》敏《びん》性《せい》腸《ちょう》症《しょう》候《こう》群《ぐん》**です。おなかの痛みや張り、下痢や便秘といった便通異常、腹部の不快感や膨満感などが数ヵ月以上続く病気ですが、検査では特に異常が見つかりません。**日本人の10人に1人が過敏性腸症候群を抱えている**といわれ、男性よりも女性のほうがやや多い傾向があります。症状としては、男性は慢性的な下痢を、女性は便秘をくり返すケースが多いとされています。

過敏性腸症候群の原因は、まだはっきりとわかっていません。そのため、治療法は、食事療法や運動療法といった生活習慣の改善や、症状を抑える薬物療法が中心になります。しかし、どちらも根本的な治癒につながるわけではありません。

そんななか、近年、**大きな注目を集めているのが「※SIBO《シーボ》」（小腸内細菌増殖症）という病気**です。実は、過敏性腸症候群の諸症状の裏に、SIBOが隠れている可能性が高

※「SIBO」＝「Small Intestinal Bacterial Overgrowth」の頭文字を組み合わせた略語。

［ 過敏性腸症候群と症状が似ている病気 ］

● クローン病

口腔内から小腸、大腸、肛門まで、消化管の至るところに慢性的な炎症が発生する病気。腹痛や下痢、血便などの症状をくり返す。発症の仕組みは解明されていないため、日本では難病に指定されている。近年、患者数が急増しており、特に10代後半〜20代の男性に多い傾向がある。

● セリアック病

小麦や大麦などに含まれる、たんぱく質の一種「グルテン」に対して免疫反応が起こる自己免疫疾患。主な症状は、腹痛や膨満感、下痢など。栄養の吸収障害に伴って、貧血や発疹、口内炎、関節痛、肝障害が起こることも。一度発症したら、グルテンを摂取しない食生活を生涯続けなくてはならない。

● 機能性ディスペプシア

慢性的な胃痛や胸焼け、胃もたれなどの症状があるにもかかわらず、内視鏡検査で潰瘍やガンなどの目に見える異常が見つからない病気。主な原因として、胃酸に対して知覚過敏を起こす「内臓知覚過敏」と、物を食べたときに胃を膨らませづらくなる「胃の運動機能障害」がある。どちらもストレスなどで自律神経のバランスが乱れると起こると考えられている。

これらの病気に「SIBO」が隠れていることもある！

いのです。実際、**過敏性腸症候群の人の84%がSIBOを併発**しているというデータもあります。さらに、SIBOを適切に治療することで、過敏性腸症候群が完治するケースもあるのです。検査を受けても原因不明である便秘や下痢、おなかの張りや不快感などが長引くようなら、SIBOを疑ってもいいでしょう。

なお、慢性的な胃痛や胸焼け、胃もたれが続く機能性ディスペプシア、消化管に炎症が起こるクローン病、麦に含まれるグルテンに対する自己免疫疾患のセリアック病といった病気の背後にも、SIBOが隠れている可能性もあります。

SIBOについては、次ページから詳しくご説明しましょう。

腸内の細菌が小腸に侵入して増殖！ガスを発生させて健康を害する

私たちの腸内環境を左右する腸内細菌は、その大多数が大腸に棲息しています。小腸にもすんでいますが、大腸の腸内細菌が約１００兆個に対して、小腸は約１万個。かなり少ないといえますが、この比率が健全な状態です。

しかし現在、**小腸内で腸内細菌が異常に増殖している人**の存在が明らかになってきました。それが前述した**ＳＩＢＯ（小腸内細菌増殖症）**です。

ＳＩＢＯは、小腸のぜん動運動（消化物を肛門に送り出す動き）の低下や、小腸の出口である「バウヒン弁」が緩むことで起こります。**本来なら大腸にいるべき細菌が小腸に入り込み、吸収しきれない糖をエサに増殖して、ガスを過剰に発生させる**のです。小腸は、ガスに耐えられる構造をしていません。そのため、**小腸の粘膜に負担をかけたり、炎症を起こしたりして、さまざまな健康トラブルを引き起こす原因になる**のです。

ＳＩＢＯを発症すると注意しなければならないのは、**これまで腸にいいと考えられてき**

［ 小腸で腸内細菌が爆発的に増加 ］

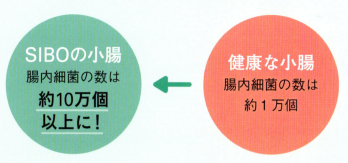

SIBOの小腸
腸内細菌の数は
約10万個以上に！

←

健康な小腸
腸内細菌の数は
約１万個

ガスがたまっている
SIBOの小腸

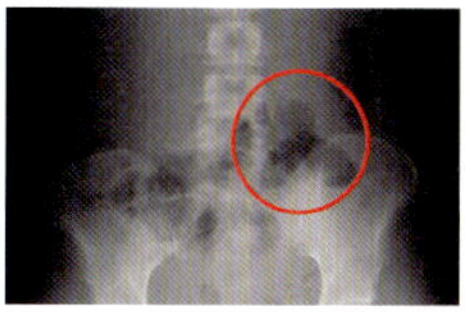

小腸の腸内細菌が増えすぎると……
腸内細菌から大量のガスが発生して、小腸がパンパンに膨張する。すると、腸粘膜が傷つき、細胞同士のつながりが壊されてスカスカになる、リーキーガット症候群（26ページ参照）の状態になる。

（写真提供：江田 証医師）

た発酵食品や食物繊維をとると、むしろ症状を悪化させるということ。特に炭水化物は、少量食べただけでも、おなかが張ってしまいます。また、腹痛や胸焼けがしたり、おなかがゴロゴロと鳴ったり、頻繁に下痢や便秘をくり返したりするようになるのです。さらに、小腸で発生したガスが胃を圧迫して、胃酸が逆流する逆流性食道炎を起こしやすいこともわかっています。

小腸のトラブルは、全身に悪影響を及ぼします。ＳＩＢＯが疑われる場合は、早めに対応することが肝心です。特に、**ＳＩＢＯの改善に役立つのが食生活の見直し**です。それについては、2章で詳しくご説明します。

おなかの症状だけではない！
数々の不調を引き起こす「SIBO」

SIBOの典型的な症状は、下痢や便秘、おなかの痛みや張り、おなかがゴロゴロする、ゲップ、胸焼け、胃酸の逆流です。これらの症状が長期間続いて、病院の治療を受けても改善しない場合は、SIBOを疑ってみてください。

さらに、小腸の機能そのものが阻《そ》害《がい》されるため、栄養の吸収ができなくなったり、腸内細菌が発生させるガスや有害物質などによって、思ってもみない健康トラブルが起こったりすることもわかっています。**反対に、SIBOに適切な対応をすれば、これらの症状の改善につながることもある**のです。

なお、SIBOの原因は、加齢による腸の機能低下や、バウヒン弁の緩みだけではありません。精神的なストレス、炭水化物のとりすぎ、抗生物質の飲みすぎ、胃薬による胃酸の減少、免疫力の低下、急性胃腸炎といった感染症の影響など、**さまざまな要因が複雑に絡み合うことで、SIBOを発症する**と考えられています。

[SIBOが引き金になる意外な健康トラブル]

SIBOの代表的な症状

- 下痢
- 便秘
- 腹痛
- おなかがゴロゴロする
- 食後におなかが張る
- ゲップ
- 胸焼け
- 胃酸の逆流（胃もたれ）

❶ビタミン欠乏による諸症状

SIBOになると、腸内細菌が胆汁の働きを妨げるため、脂質が吸収されにくくなります。すると、脂溶性（水に溶けにくく、油に溶けやすい性質）のビタミンA、D、Eの吸収も阻害されます。これらのビタミンが不足すると、健康トラブルが起こりやすくなるのです。

また、水溶性のビタミンですが、ビタミンB_{12}の欠乏も大きな問題です。ビタミンB_{12}は、栄養として小腸で吸収される前に、増殖した腸内細菌に横取りされることがあります。ビタミンB_{12}には、神経や血液細胞を健やかに保ち、DNA（デオキシリボ核酸。遺伝子を構成する物質）を助ける作用があり、動脈硬化や記憶力の低下を招くことがあるのです。

ビタミンEが欠乏すると

・免疫力の低下
・視力障害　・筋肉の劣化

ビタミンAが欠乏すると

・視力の低下（夜《や》盲症《もうしょう》など）
・免疫力の低下

ビタミンB_{12}が欠乏すると

・巨赤芽球性貧血（悪性貧血）
・動脈硬化
・しびれ
・うつ
・疲労感
・記憶力の低下

ビタミンDが欠乏すると

・骨《こつ》粗《そ》鬆症《しょうしょう》（骨がもろくなる病気）
・免疫力の低下
・ガンのリスクが上昇
・ホルモンのトラブル

❷リーキーガット症候群

小腸で腸内細菌が増殖して、ガスが大量に発生すると、腸が膨張して、腸粘膜（小腸上皮細胞）が傷つき、炎症を引き起こします。その炎症が続くことで、腸粘膜の細胞にすき間ができてしまうのがリーキーガット症候群です。

腸粘膜を覆《おお》っている粘膜層は２層になっていて、外部から取り込んだ異物（有害物質や未消化の食べ物）を内部に通さない、強固なバリア機能を持ちます。しかし、リーキーガット症候群になると、腸粘膜のすき間から、腸内細菌が生成した毒素やアレルゲン、未消化のたんぱく質などが血管内に漏出。大量の異物が侵入することで、体の免疫システムが正常な組織や細胞まで攻撃するようになり、自己免疫疾患を招くこともあるのです。さらに、腸のすき間から、細菌やウイルスが腸内に入り込んで、感染症を引き起こすこともあります。

これらの自己免疫疾患を引き起こすことも！

・膠原病《こうげんびょう》　・慢性関節リウマチ　・甲状腺炎　・強《きょう》皮《ひ》症《しょう》

❸うつ症状

14ページで説明したように、腸と脳には「脳腸相関」という密接な相互作用があります。そのため、うつ症状も腸内細菌が関係していることが明らかになりつつあります。うつは、神経伝達物質であるセロトニンが不足することで起こります。体内のセロトニンのうち、脳で合成されるのは全体の約2%にすぎず、残りの大多数は小腸で作られます。セロトニンの合成には、アミノ酸の一種であるトリプトファンと、腸内細菌の代謝産物であるビタミンB_6やナイアシン（ビタミンB群の１つ）、葉酸《ようさん》が不可欠です。つまり、SIBOなどの小腸のトラブルは、セロトニンの材料不足を招き、うつ症状を引き起こすのです。

❹アレルギー症状

リーキーガット症候群によって、有害物質や未消化のたんぱく質が血液中に侵入すると、血流に乗って、そのまま全身を巡ります。私たちの免疫システムは、それらを異物と判断して、抗体《こうたい》（免疫グロブリン）を作って攻撃します。この攻撃によって、全身のアレルギー症状が引き起こされることがあるのです。

❺肌トラブル

SIBOになると、体に必要な栄養素が、増殖した腸内細菌に奪われてしまいます。肌の乾燥、にきび、湿疹などの肌トラブルは、亜鉛やマグネシウムが腸内細菌に横取りされることでも起こります。食事やサプリメントなどで不足分を補おうとしても、根本原因であるSIBOを改善しないかぎり、肌の状態は好転しません。

なお、ロザケアという、顔が赤く腫《は》れる皮膚疾患の人は、肌が健康な人と比べて、SIBOのリスクが10倍多いというデータもあります。

❻むずむず脚症候群

マグネシウム不足が一因とされ、横になっていると脚の不快感や痛み、かゆみなどに襲われるのが、むずむず脚症候群です。

鉄分やカルシウム、マグネシウムなどのミネラルは、体内で生成されないので、食べ物から摂取する必要があります。マグネシウムは、海藻類に多く含まれていますが、近年では摂取量そのものが減っています。さらに、増殖した腸内細菌に奪われることで、慢性的なマグネシウム不足に陥《おちい》ることもあります。

❼月経痛・PMS

マグネシウムが腸内細菌に横取りされて不足すると、女性の場合、月経痛が悪化することもあります。マグネシウムは、女性ホルモンのプロゲステロン（黄体ホルモン）の産生にかかわっているため、不足すると、子宮の収縮が強くなり、痛みを引き起こすのです。

さらに、マグネシウムが不足すると、月経前症候群（PMS：月経が始まる3～10日前から起こる、イライラや情緒不安定、胸の張り、むくみ、体重増加などの症状）が重くなることもあります。

❽記憶力の低下

腸内細菌が増えすぎると、特に午後からボンヤリとしたり、頭にモヤがかかったような感じになったりするなど、記憶力や認知機能が低下した状態に陥ります（ブレインフォグ）。原因としては、SIBOのために、炭水化物を摂取したあとに軽度の低血糖状態になること。また、腸内細菌がつくりだすリポポリサッカライドという毒素によって、内毒素症（エンドトキシン血症）になることなども一因として考えられます。

column

SIBOの有無や重症度がわかる
「ラクツロース呼気検査」

自分がSIBOかどうかや、SIBOの重症度を判定できる検査法があります。それが、「ラクツロース呼気検査」です。ラクツロースとは、腸内細菌のエサになる糖のこと。それを摂取したあと、呼気に含まれる水素ガスとメタンガスの量を調べます。健康な人では、ラクツロースが大腸に達したあと、大腸内の細菌によって分解され、そこで初めてガスが発生します。しかし、SIBOの人は、小腸で増殖した細菌によって、小腸内で分解され、早々にガスが発生します。そのため、呼気中のガス濃度や、その上昇時間を調べることで、腸内細菌の増殖具合がわかるのです。

SIBOの症状に心当たりがある人は、一度、検査を受けてみてはいかがでしょうか。

検査方法

①呼気中の水素ガスとメタンガスの基本濃度を測定

検査薬を飲む前に、水素ガスとメタンガスの基本濃度を測定し、平均から基礎値を把握する。

②ラクツロース呼気検査

ラクツロース（糖）のシロップを飲んで、あえて腸内細菌にエサを与える。その後、3時間にわたって、20分ごとに呼気に含まれる水素ガスとメタンガスの濃度を計測。

判定基準

- 90分以内に水素ガスが20ppm以上、上昇する
- メタンガスが10pmm以上、上昇する

※いずれも北米の判断基準。

どちらかに該当すれば「SIBO」と判定！
（ガスの濃度で重症度もわかる）

検査前の準備

2週間前
抗生物質や、特定のサプリメントの摂取を控える。

▼

24時間前
パンやパスタ、食物繊維の多い食品、発酵性の高い食品を控える。

▼

12時間前
検査前日の夜9時から絶食（水分補給はOK）。

▼

2時間前
運動や喫煙を避ける。

▼

家を出る前
うがいと歯磨きをして、口の中の細菌を洗い流す。

第2章

腸をリセットする低FODMAP食事法

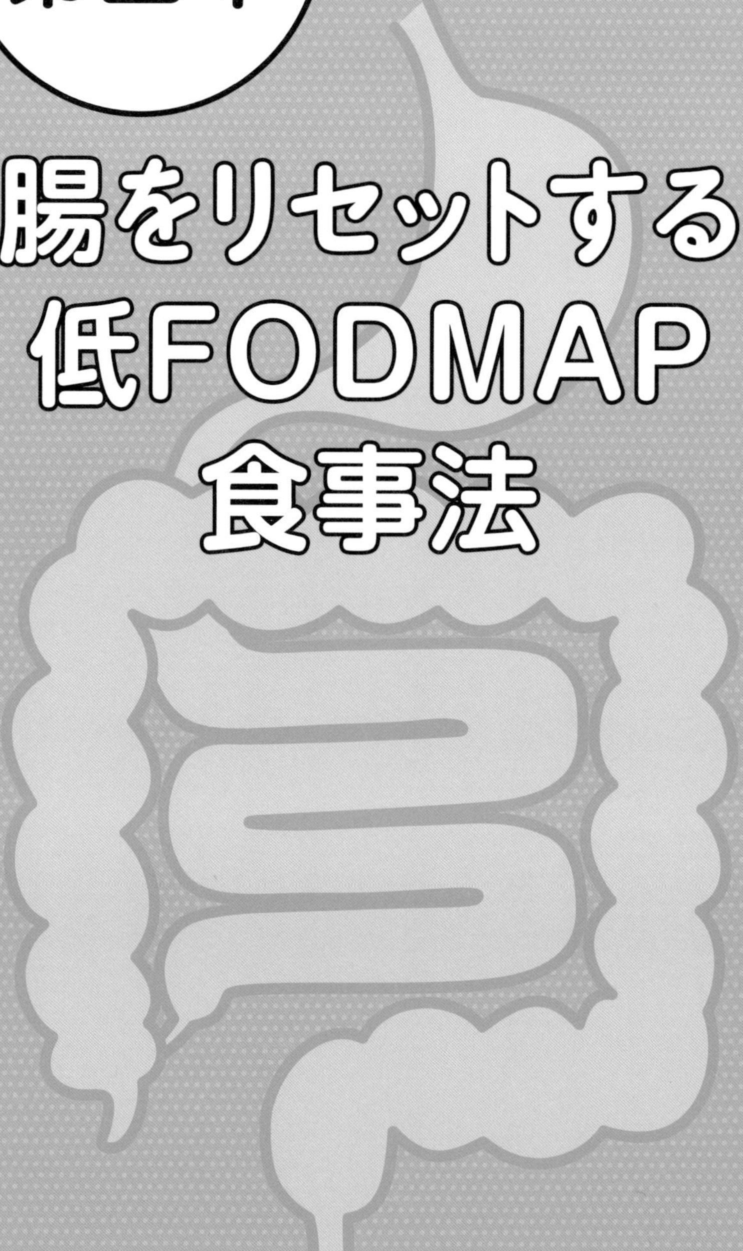

健康の要はやっぱり食事！
整腸食で不調になる人もいる

1章で説明したように、腸にはさまざまな機能と役割があります。だからこそ、私たちが健康でいるためには、日ごろから腸内環境を整えておくことが非常に重要です。なかでも、特に気をつけてもらいたいのは**「食事」**です。

食事は、その内容によって腸内細菌を善にも悪にも変えます。腸の健康維持のためにも、悪玉菌の繁殖を抑えて、善玉菌が育ちやすい食生活を心がけましょう。

善玉菌が育ちやすく、腸の強い味方となる食品は、**「発酵食品」「水溶性食物繊維」「オリゴ糖」「EPA・DHA」**の4つです。これらの整腸食を数多く、バランスよく食べてください。**健康な腸の条件は、腸内細菌の種類が豊富であること。**腸内細菌の種類が多ければ多いほど、腸の粘膜は強くなって、免疫力も高まるのです。

こうして、整腸食を積極的にとり入れて、食生活を見直すと、ほとんどの患者さんの腸は元気になり、おなかの不調も改善します。

［ 整腸食の摂取とおなかの不調 ］

おなかにいいとされる
整腸食を食べる

・ヨーグルト
・タマネギ
・海藻類
・納豆　など

腸が健康かどうかで分かれる

異常発生！

発酵食品や食物繊維などが、腸でガスを発生させる。腸にガスがたまることで、おなかの張り、便秘、下痢などが現れる。

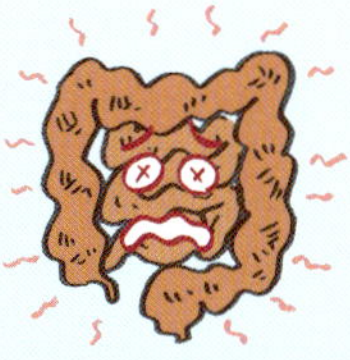

異常なし

発酵食品、食物繊維などが腸に合っている証拠。そのまま整腸食を食べても問題なし。

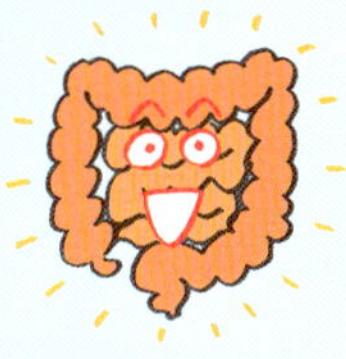

すぐに
次ページを
チェック！

整腸食を食べても、おなかの不調が改善しない人は
「FODMAP」と呼ばれる糖質が原因の可能性大！

　しかし、その一方で、**整腸食を食べると、「おなかが張ったり、痛くなったりする」「便秘や下痢になる」「オナラがたくさん出る」といった、おなかの不調に悩まされる人もいます。**その原因こそ、**SIBO**という、小腸内で腸内細菌が爆発的に増殖してしまう病気にあります（24ページ参照）。この状態で、腸内細菌のエサとなる食品（整腸食など）を摂取すると、小腸内の腸内細菌がますます増殖。ガスが大量発生して、さらなる不調を招くのです。

　健康的な腸の持ち主なら、整腸食を積極的にとり入れるべきです。しかし、**SIBOや過敏性腸症候群の人は、整腸食を避けましょう。**

ＳＩＢＯの人は避けたい4つの糖質「ＦＯＤＭＡＰ」とは？

過敏性腸症候群やＳＩＢＯと診断された人や、その疑いがある人は、整腸食を避けていれば万事解決というわけではありません。

最新の研究で、食べ物によるおなかの不調について、**「ＦＯＤＭＡＰ《フォドマップ》」**という糖質が関係していることがわかってきました。ＦＯＤＭＡＰとは、**発酵性のある4種類の糖質のことで、「オリゴ糖」「二糖類」「単糖類」「ポリオール」**を指します。

これらの糖質の特徴は、**小腸内でほとんど吸収されないこと**。摂取すると長時間、小腸にとどまるため、小腸内の糖質濃度が上がっていきます。すると、私たちの体は、その糖質濃度を下げようと大量の水を血管から小腸内に引き込み、その結果、腸のぜん動運動が過剰になって下痢や腹痛を引き起こすのです。さらに、大腸まで達したＦＯＤＭＡＰは悪玉菌のエサとなって急速に発酵し、大量のガスを発生させるので、腸管の動きが悪くなったり、おなかの張りや痛み、便秘、オナラなどの原因になったりするのです。

[FODMAPとは?]

F 発酵性の(以下4つの糖質)
Fermentable

		食品例
O オリゴ糖 Oligosaccharides	●フルクタン	小麦(パン、うどん、パスタなど)・タマネギ・ニンニク・にら・柿・桃 など
	●ガラクトオリゴ糖	豆類(大豆、ひよこ豆など)・とうもろこし・納豆・豆乳・カシューナッツ など
D 二糖類 Disaccharides	●乳糖	牛乳・ヨーグルト・クリームチーズ・ブルーチーズ・アイスクリーム など
M 単糖類 Monosaccharides	●果糖(フルクトース)	はちみつ・リンゴ・すいか・なし・マンゴー・アスパラガス など
A And		
P ポリオール(糖アルコール) Polyols	●ソルビトール	とうもろこし・リンゴ・なし・桃・さくらんぼ・プラム など
	●マンニトール	しいたけ・マッシュルーム・さつまいも・カリフラワー・さやえんどう・すいか など
	●キシリトールなど	

FODMAPの特徴

②腸内で発酵してガスを発生

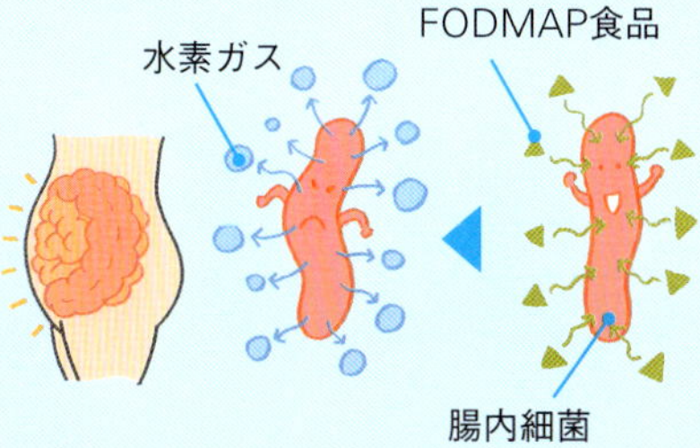

FODMAPは、大腸や小腸に存在する腸内細菌のエサになって発酵し、ガスを発生させる。腸内にガスがたまり、おなかの張り、痛み、便秘や下痢を引き起こす。

①小腸で吸収されにくい

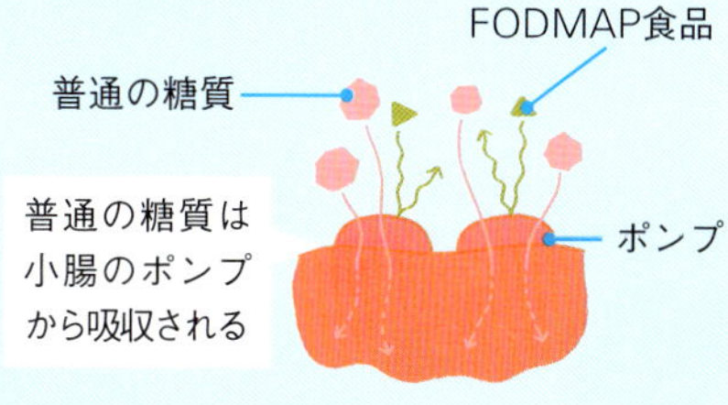

FODMAPは小腸で吸収されにくいため、摂取すると、小腸内のFODMAP濃度が上昇。その濃度を下げるために、大量の水が血管から小腸に引き込まれ、下痢や腹痛を引き起こす。

過敏性腸症候群も改善する「低FODMAP食事法」

5ページのチェックリストに1つでも当てはまる項目があった人は、過敏性腸症候群やSIBOである可能性が高いといえます。そんな人にお勧めなのが、FODMAPを避けた**「低FODMAP食事法」**です。

最初は**「除去期」**として、3週間すべての高FODMAP食品を制限し、低FODMAP食品のみを摂取します。その次は、**「チャレンジ期」**です（136ページ参照）。このとき、何をどれくらい食べたら、どんな症状が出るのかを観察する「傾《けい》腸《ちょう》」を行います。高FODMAP食品だからといって、すべての食品がNGというわけではありません。**チャレンジ期の傾腸によって、自分に合う糖質と合わない糖質を見極めましょう。**

FODMAPのなかでも、NGの人が多いのが小麦に含まれている「フルクタン」というオリゴ糖です。パンや麺を控えて、主食を白米に切り替えるだけでも、おなかの不調が改善する人が多いようです。ただし、いくら**低FODMAP食品だからといっても、過剰**

[低FODMAP食事法とは？]

ステップ① 除去期

3週間、高FODMAP食品を制限し、低FODMAP食品だけ食べる。

献立を考えるのが面倒な人は
46ページからのレシピを
そのまま作ればOK！

↓

ステップ② チャレンジ期

5週間、高FODMAP食品を1グループずつ食べて傾腸を行う。

詳しいやり方は
136～137ページに

↓

ステップ③ チェック期

自分の体質に合う食品を特定。自分に適した、食べられるFODMAPの種類と量を見極める。

自分の体質に合わない
FODMAPがわかったら
そのFODMAPが含まれた
食品を避けた食生活を続けよう！

摂取は厳禁です。

低FODMAP食事法は、過敏性腸症候群やSIBOと診断された人や、それらの病気が疑われる人、潰瘍性大腸炎、クローン病、運動誘発性胃腸症候群（運動すると腹痛や下痢が起こる病気）にてきめんに効果を発揮します。実際、私のクリニックの患者さんの多くが、低FODMAP食事法を実践して、便秘や下痢などのおなかの症状をはじめ、さまざまな不調の改善につながっているのです（次ページ参照）。

おなかにいいといわれる食品（整腸食など）を習慣的に摂取しているのに、おなかの調子がよくならないという人も、試す価値は大いにあります。

喜びの体験談①

下痢と腹痛の回数が激減！糖尿病予備軍からも脱却

小《お》野《の》寺《でら》敏《とし》子《こ》（仮名）　栃木県・72歳

私の悩みは下痢と腹痛でした。年間の下痢の回数が記録に残っています。２０１６年は26回、２０１７年は29回です。いつ下痢に襲われるかわからないので、旅行はもちろん、外出もままなりません。医師に相談しても、「ぜいたくな悩み。おむつをすればいい」と突き放され、この2年間は、精神的にも参っていました。

そんなとき出合ったのが、江田証先生の本でした。そこに紹介されていた低ＦＯＤＭＡＰ食事法を試したところ、体調が一変したのです。

低ＦＯＤＭＡＰ食事法を徹底すると、普通の体に戻っていくことを実感できました。実際、**２０１８年の下痢の回数は2回。２０１９年は１回まで激減**しました。もう外出も怖くありません。「おなかが痛くなりそうだな」というときも、軽い下痢止めを飲めば、ほとんど治ります。

こうして食事を改善したおかげか、**血糖値も下がって「糖尿病予備軍」から脱却**できました。**精神的にも前向き**になり、趣味のキルトも再開できました。江田先生と低ＦＯＤＭＡＰ食事法には、心から感謝しています。

喜びの体験談②

人生が一変！ 理想的なバナナ便が毎日出る

岩下《いわした》由香《ゆか》　神奈川県・41歳

私は、物心ついたときから、ずっと便秘症です。便通は週に1～2回が当たり前。そんなに量を食べていないのに、おなかはいつもパンパンになって、ゲップやオナラが出ていました。もちろん、病院に行ったり、腸にいいといわれる、あらゆることを試したりしましたが、効果があるものは何1つありませんでした。

しかし、低FODMAP食事法だけは違いました。2020年8月から試したのですが、1週間もしないうちに、**おなかにガスがたまらなくなり、ゲップもピタリと止まった**のです。

何よりうれしかったのは、便秘の解消です。**毎朝、色も形も理想的なバナナ便が出る**ようになりました。こんなに、おなかがスッキリしたのは、生まれて初めてです。パンパンに膨らんでいたおなかが凹んだので、**おなか周りもスッキリ**しました。

腸内環境がよくなったおかげか、**肌の調子も上々**です。また、**低体温も改善**しています。

私の場合、低FODMAP食事法で、人生が一変したといっても過言ではありません。

喜びの体験談③

過敏性腸症候群が改善し 高かった血圧も正常化!

吉《よし》田《だ》恵《え》理《り》子《こ》(仮名) 栃木県・70歳

江田 証先生には、5年前からお世話になっています。といっても、最初は腸のことではなく、高血圧の相談でした。弱めの降圧剤(血圧を下げる薬)を処方してもらい、ずっと経過を診《み》てもらっていたのです。

そんななか、過敏性腸症候群と診断されたのが3~4年前でした。食事をすると、すぐにおなかが痛くなり、下痢をしてしまうのです。ひどいときには、1日に5回以上、トイレに駆け込むこともありました。そんな調子なので、外出もままなりません。

そこで試したのが、江田先生が推奨されている低FODMAP食事法です。

すると、少しずつですが、おなかの調子がよくなり、半年後には**下痢がピタリと治まった**のです。それどころか、**毎日快便に一変**しました。もちろん、**トイレを気にせずに外出できる**ようになったのです。

腸内環境がよくなったおかげか、高血圧も改善しています。以前、**最大血圧が200㎜Hg近くもありましたが、130㎜Hgで安定している**のです(最大血圧の基準値は140㎜Hg未満)。

喜びの体験談④

止まらなかった下痢、腹痛、ガス腹が大軽快！

森《もり》 玲子《れいこ》(仮名) 群馬県・64歳

私は、20代のころから頻繁に起こる腹痛に悩んでいました。50代になってからは、下痢にしょっちゅう襲われるようになったのです。

過敏性腸症候群という診断がついたのは、今から3年前のことです。とはいえ、有効な手段がなく、おなかの調子はどんどん悪化していきました。

2020年8月、そのときの私は、まさに瀕死《ひんし》の状態でした。夜も眠れないほどの、ひどい腹痛に襲われ、1週間絶食していたのに下痢が止まらなかったのです。わらをもつかむ思いで江田 証先生に診てもらったところ、過敏性腸症候群の薬と、漢方薬を処方されました。そして、勧められたのが低FODMAP食事法です。

薬のおかげか、下痢はピタリと止まり、腹痛も少しずつ軽くなりました。何も口にできなかったのが、2ヵ月後には、**通常食が食べられるまで回復**しました。もちろん、食べたのは低FODMAP食品です。

現在まで**下痢は一度もなく、ガス腹も解消**しました。腹痛も、**ひどかったときの痛みの度合いを10とすると、2～3程度まで改善**しています。

喜びの体験談⑤

原因不明のおなかの張り、便秘が魔法のように消失

藤原《ふじわら》裕子《ゆうこ》（仮名）　東京都・70歳

原因不明のおなかの張りに悩むようになったのは、5年くらい前からです。初めは少し気になる程度でしたが、2020年の夏ごろから症状が悪化。朝食を済ませると、すぐに腹部がパンパンに張って苦しくなるのです。

ちなみに、便通は2～3日に1回程度でしたが、便秘でつらいということはありませんでした。また、心配になって大腸検査を受けましたが、結果は「異常なし」でした。

そこで取り組んだのが、低FODMAP食事法です。腸内でガスを発生させる原因は食べ物であり、そして、私の不調は改善できるとのこと。

実践すると、まるで魔法のように、**おなかの張り**が改善していきました。さらに、**ほどよくやわらかい便が、毎朝必ず出るようになった**のです。

現在、おなかの張りは、ほとんど感じません。**ポッコリしていたおなか周りもスッキリしたので、スカートやズボンが楽にはけます**。

おなかの不調を通じて、あらためて食の大切さを考えさせられました。今後は、胃腸をいたわりながら、楽しい食事ができればと思っています。

第3章

すぐに実践できる 3週間レシピ

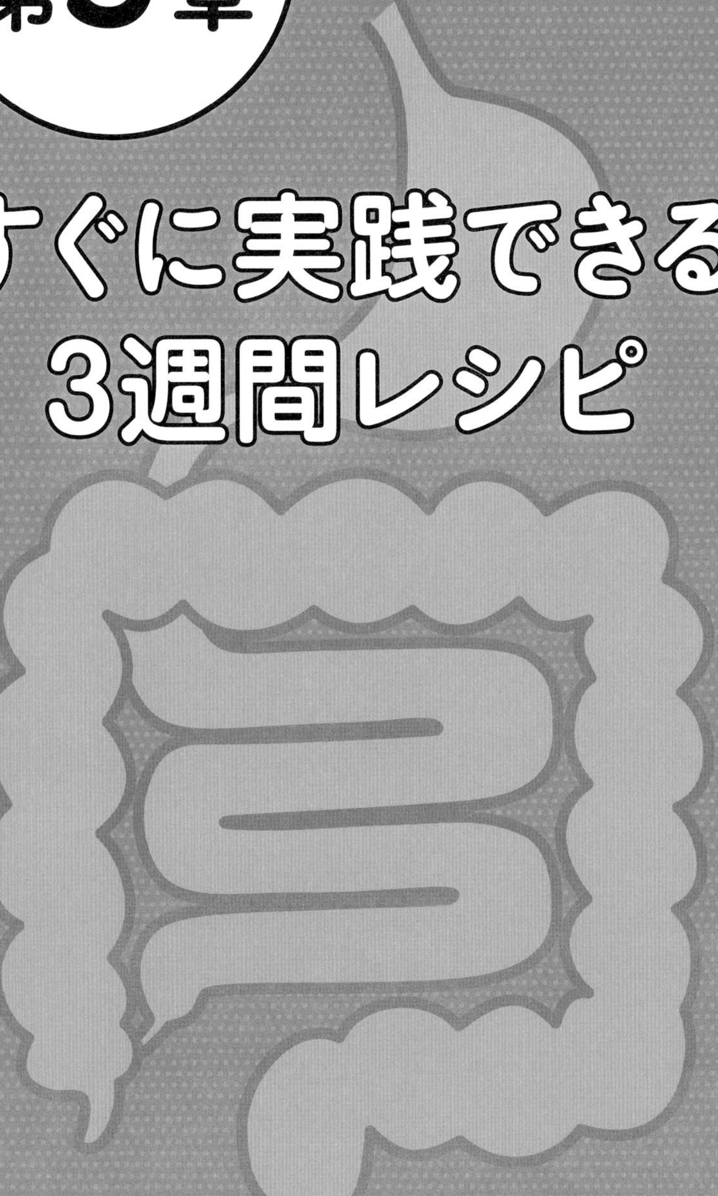

FODMAPやSIBOに関する解説：江田 証

レシピ監修・栄養計算・レシピに関する解説：金丸絵里加（管理栄養士）

そのまま作るだけ！　簡単でおいしい！

低FODMAP食事法「3週間レシピ」

おなかの不調を改善する3週間の除去期の低FODMAP食事法ですが、実践するうえで苦労するのが、毎日の献立を考えること。タマネギやニンニク、小麦粉などの身近な食品を避ける必要があるため、どうしても同じようなレシピになりがちに……。そこで本書では、低FODMAP食品だけを使ったレシピを、丸々3週間分ご紹介します。

「3週間レシピ」のルール

ルール1 夕食（46～89ページ）・昼食（90～119ページ）・朝食120～133ページ）の献立のなかから1つずつ選んで、レシピどおりに作るだけ！

ルール2 3週間のなかで、レシピが重複してもOK！

ルール3 低FODMAP食事法のルールを守れば、自分なりにアレンジしてもOK！

≫注意するポイント

- 飲み物は、普通の水か緑茶がお勧め。紅茶、コーヒーも無糖であれば1日1～2杯はOK（カフェインは、直接、腸を刺激するので、過敏性腸症候群の症状が悪化する可能性があるため）。
- レシピをアレンジする際は、138～141ページの「OK＆NG食品リスト」を参考にして、高FODMAP食品を使わないように気をつける。特に、タマネギとニンニクは、少量でも影響が出やすいので要注意。
- 朝食や昼食の際に時間がなければ、各献立の1品だけでもOK（お手軽な朝食レシピは134ページ参照）。できれば、おなかを温めてくれる汁物を外さないこと。無理をせずに楽しく続けることが大事。
- 小腹が空いたときは、低FODMAPの果物やチーズを食べる。許容量を守ればナッツ類もOK。

●塩分について

低 FODMAP 食事法では、塩の摂取量は、それほど気にしなくても構いません。ただし、塩分のとりすぎは、高血圧の原因にもなるので注意してください。本書のレシピでは、味つけをできるだけ控えめにしています。薄味だと、物足りなさを感じやすいですが、慣れてくると、少量の塩分でも素材の味を感じられ、満足できるようになります。塩をはじめとした調味料は、できるだけ計量するようにして、問題がなければ、少しずつ減らしていきましょう。

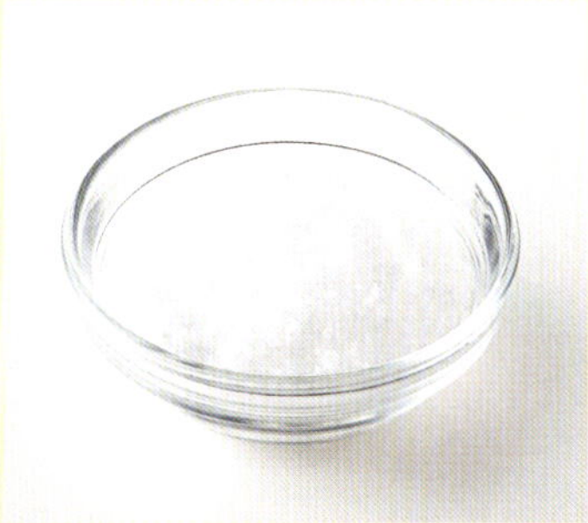

●食用油について

食用油をはじめとした油脂類は、全般的に低 FODMAPとされています。とはいえ、調理のときに使用する食用油は、抗酸化作用や悪玉コレステロールを減らす作用などが期待できる、ごま油やオリーブ油の利用がお勧めです。

●調味料について

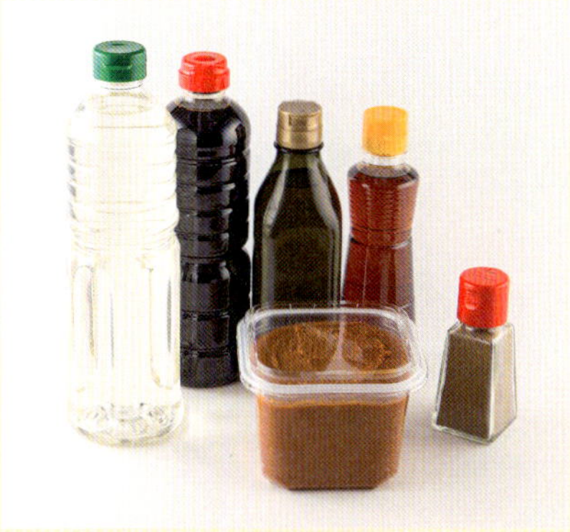

140 ページを見ればわかるように、調味料のなかにも高FODMAPがたくさんあります。「少量だからいいか」と油断せずに、低FODMAP であることを確認してから利用しましょう。なお、本書のレシピでは、みりんは高FODMAPなので使用していません。みりんの代わりに砂糖と酒を使って、料理の甘みや旨みを引き出しています。

●「だし」について

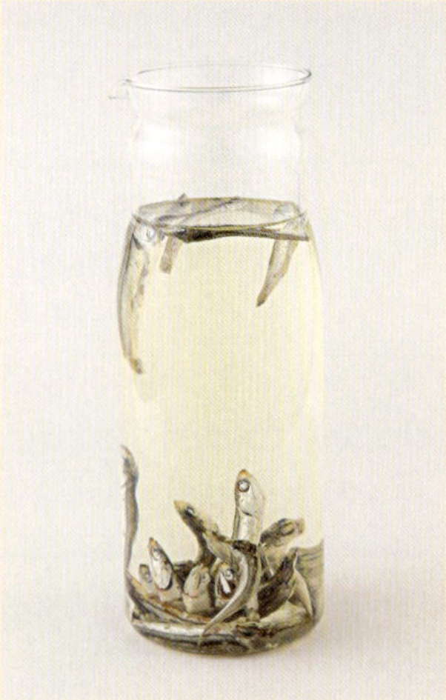

昆布が高FODMAP（昆布の表面についている白い粉はマントール）のため、本書のレシピで使われる「だし」は、すべて煮干しだしになります。お勧めの作り方は、「水出しの煮干し」だしです。保存容器などに水500mℓと煮干し10g（水に対して2%）を入れて、ラップをして冷蔵庫でひと晩ほど放置するだけで完成。煮干しの雑味が少ない、すっきりとした上品な味わいになります。

●食品ラベルを確認する

低FODMAP食事法を実践するなかで、「低FODMAPか高FODMAPか、どちらかわからない」という食材に出合うこともあるでしょう。なぜなら、すべての食品に対して、FODMAPの成分分析が済んでいないからです。そんなときは、口にしないほうが無難です。また、加工食品を買うときは、食品ラベルを見ると、FODMAPが含まれているかどうか確認できる場合もあります。特に、原材料名に「タマネギ」「オニオンパウダー」「ニンニク」「ガーリックパウダー」「エシャロット」と記載されたものは避けましょう。

＜例＞清涼飲料水

●名称：清涼飲料水
●原材料名：砂糖、果糖ブドウ糖液糖、果汁、食塩、香料、ビタミンC、塩化K、乳酸Ca、塩化Mg
●内容量：500mℓ

「果糖ブドウ糖液糖」は、コーンシロップのこと。果糖（フルクトース）を多く含んでいるので、果糖に反応してしまう人には向かない。

多く含まれているものから順番に表示されている。最初のほうに、高FODMAP成分が書かれているものには注意。

[この本の決まり]

1人分あたりのカロリーがわかります。

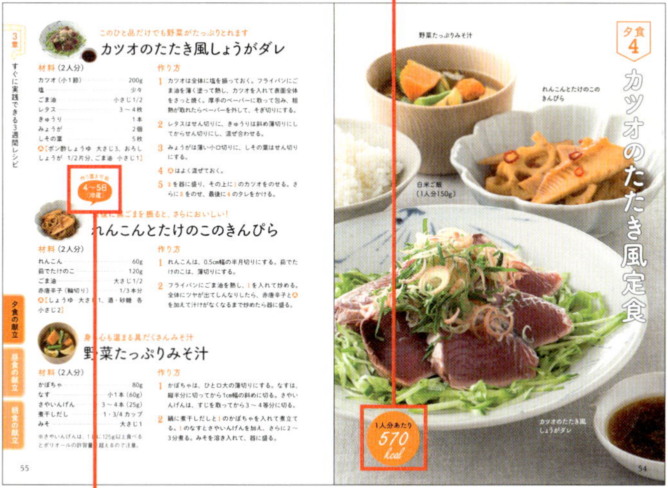

作り置きができるかどうか、保存可能な日数がわかります。

※保存容器や、料理を取り分ける際に使用する箸などは、清潔な物を使ってください。
※保存期間は、冷蔵庫の開閉頻度や保存状況によっても異なります。2～3日ごとに再加熱すると安心です。
※夏場などは、早めに食べきってください。

- 計量単位は大さじ1＝15mℓ、小さじ1＝5mℓ、1カップ＝200mℓです。
- 電子レンジの加熱時間は600Wのものを使用しています。500Wの場合は1.2倍、700Wの場合は0.8倍で計算し、様子を見ながら加熱時間を調節してください。
- ご飯（白米・玄米）の量は1人分150gを目安としています（白米は252kcal、玄米は248kcal）。年齢や運動量によって、調節してください。
- 魚焼きグリルは、両面焼きを使用しています。片面焼きの場合は、途中で裏返してください。
- 材料のグラム表記は、およその目安です。お好みで調節してください。
- フライパンはフッ素樹脂加工のものを使用しています。料理工程で油が使用されていない場合でも、焦げやすいフライパンを使用している場合は、油をひいて使用してください。
- 食材の下処理は、省略している場合もあります。

夕食の献立

3週間レシピ

低FODMAPでおいしい夕食レシピを3週間分、計21献立をご紹介します。その日の気分に合わせて、1つ選んでください。

夕食 1

鶏もものフライパン蒸し定食

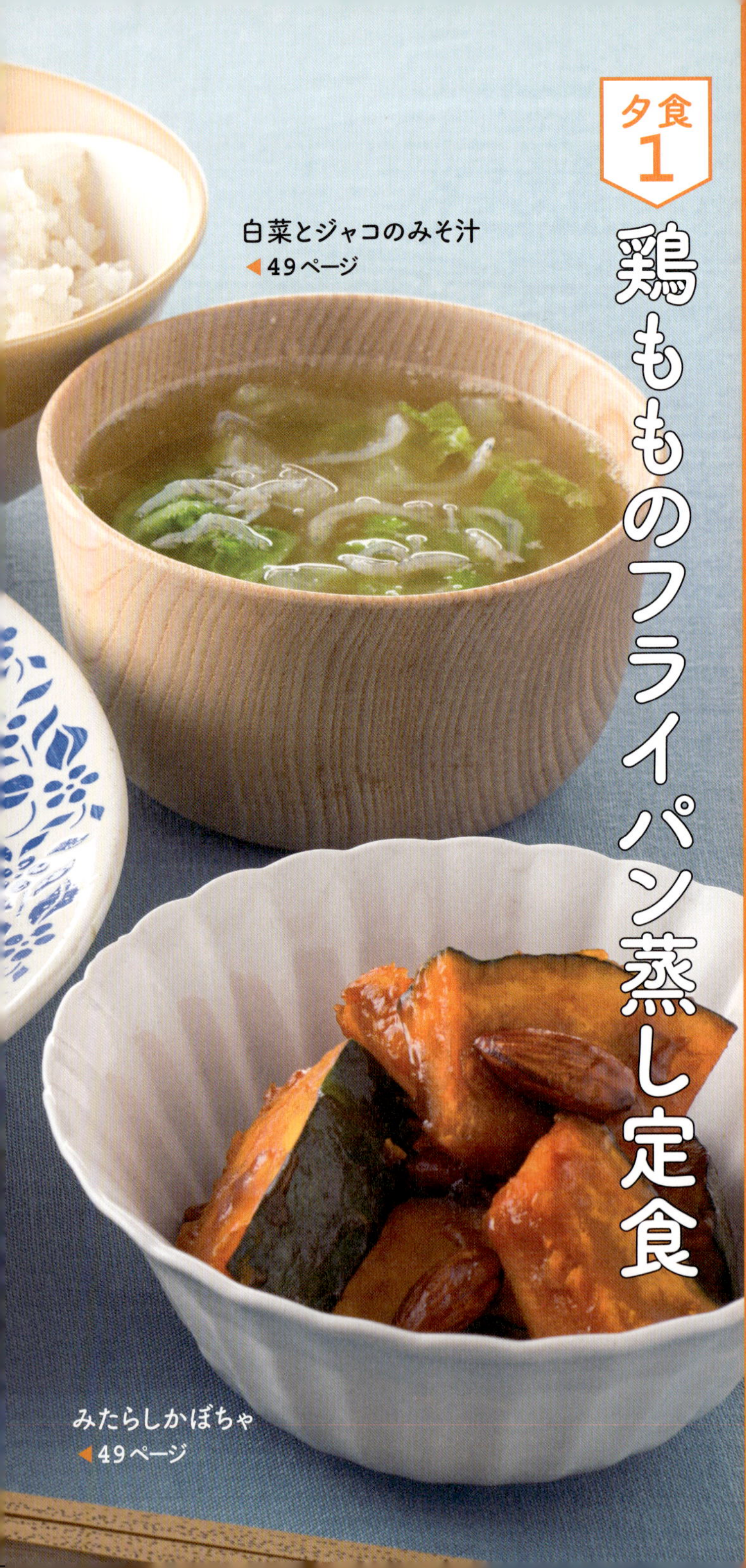

白菜とジャコのみそ汁

◀49ページ

みたらしかぼちゃ

◀49ページ

1人分あたり
689
kcal

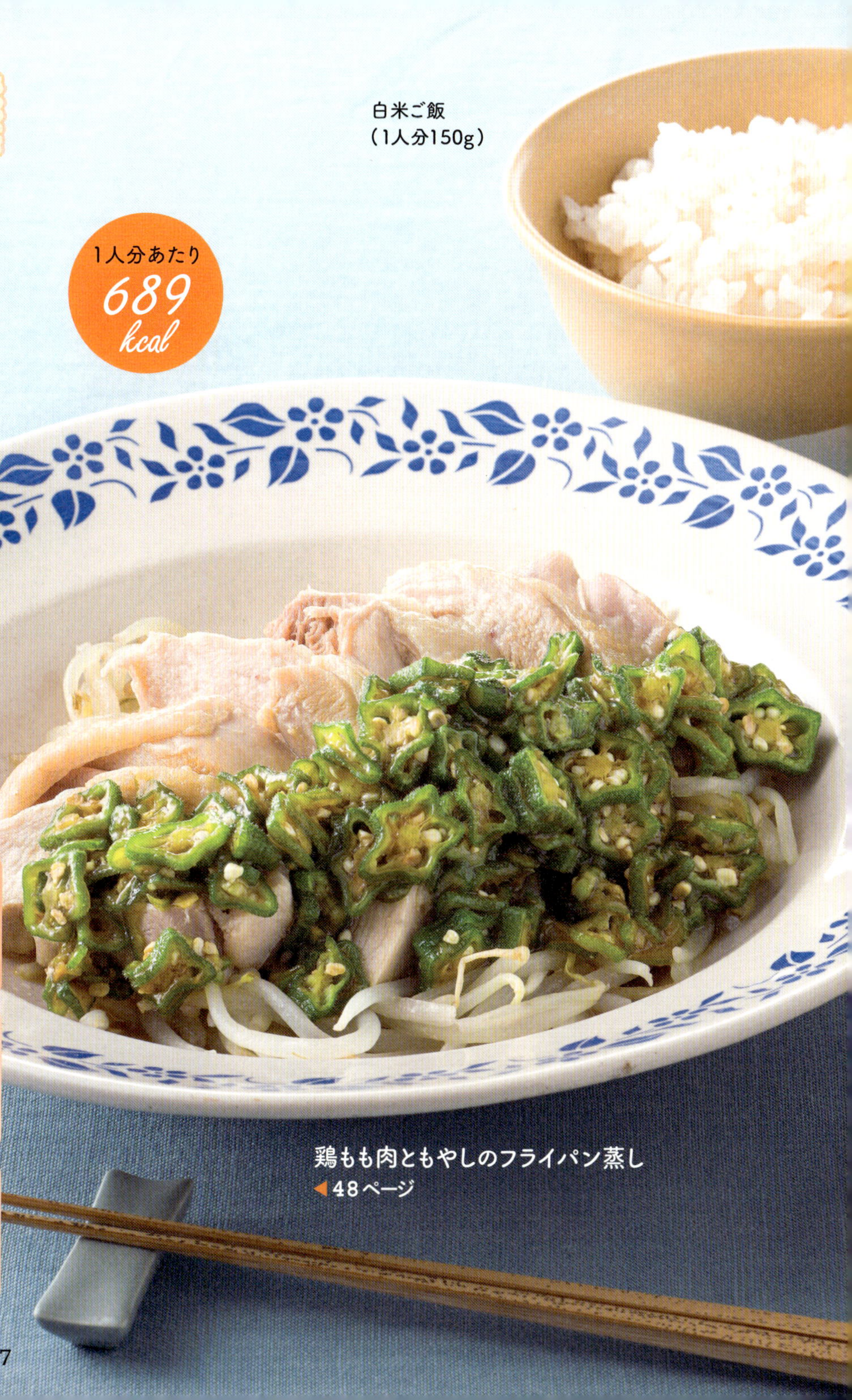

白米ご飯
（1人分150g）

鶏もも肉ともやしのフライパン蒸し

◀48ページ

夕食の献立のポイント

**スパイスやハーブを使って
味にアクセントを!**

高FODMAPであるニンニクのかわりに、しょうが、こしょうなどの低FODMAPのハーブやスパイスを上手に使って、味にアクセントをつけています。味も見た目も楽しい、夕食レシピです。

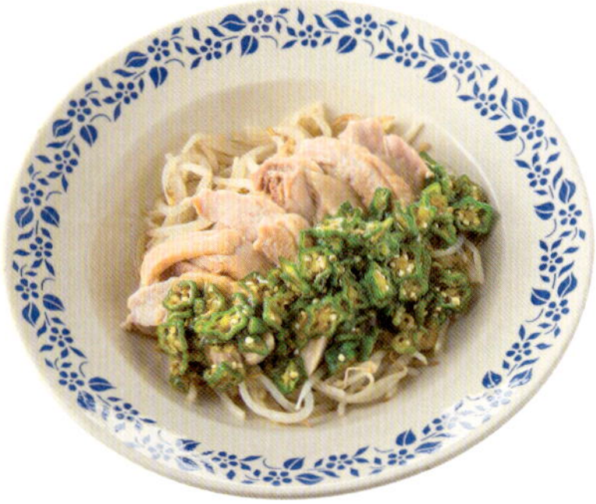

オクラしょうがダレが
食欲をかき立てます

鶏もも肉ともやしのフライパン蒸し

材料(2人分)

鶏もも肉……1枚(約220g)
砂糖……小さじ1/2
塩……少々
オクラ……8本
もやし……1袋
酒……大さじ1
Ⓐ【酢・しょうゆ…各大さじ1、砂糖…小さじ2、おろししょうが…小さじ1、オリーブ油…小さじ1/2】

※オクラは、1日に9本以上食べるとフルクタンの許容量を超えるので注意。

作り方

1 鶏もも肉は切らずに、砂糖と塩をもみ込んでおく。オクラはガクを切り落とし、軽く下茹でをしてから薄い小口切りにする。

2 もやしをフライパンに広げ、その上に1の鶏もも肉をのせる。酒を振り入れ、フタをしたら火にかける。8～10分、鶏もも肉に火が通るまで蒸す。鶏もも肉を取り出し、食べやすい大きさに切り分ける。このとき、残った汁は取っておく。

3 ボウルなどに1のオクラと、Ⓐと2の蒸し汁を入れて混ぜてタレを作る。

4 器に2のもやしを盛り、その上に2の鶏もも肉をのせ、最後に3のタレをかける。

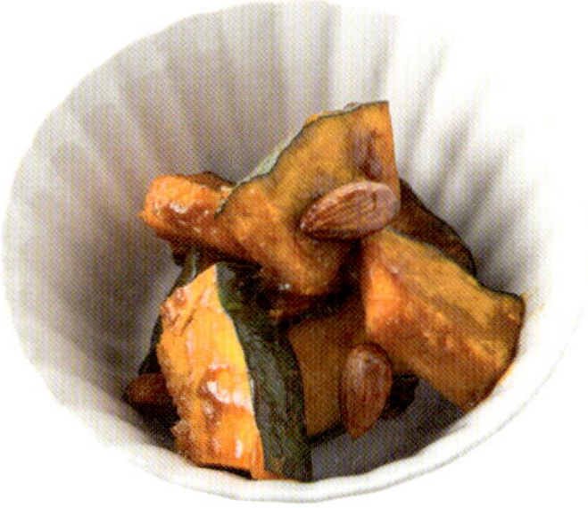

作り置き可能
4〜5日
（冷蔵）

アーモンドが
いいアクセントに

みたらしかぼちゃ

材料（2人分）

かぼちゃ……140g
Ⓐ【水…大さじ2、砂糖…小さじ2、酒・しょうゆ…各小さじ1、片栗粉…小さじ1/2】
アーモンド（無塩・ロースト）……8g

※アーモンドは、1日に20粒（24g）以上食べるとガラクトオリゴ糖の許容量を超えるので注意。

作り方

1 かぼちゃは1㎝厚さに切る。耐熱皿に並べ、ラップをふんわりとかけて電子レンジ（600W）で2分加熱する。

2 鍋にⒶを入れて、かき混ぜながら弱火にかける。とろみが出てきたら、1を加えて煮る。最後にアーモンドを加え、軽く混ぜ合わせたら器に盛る。

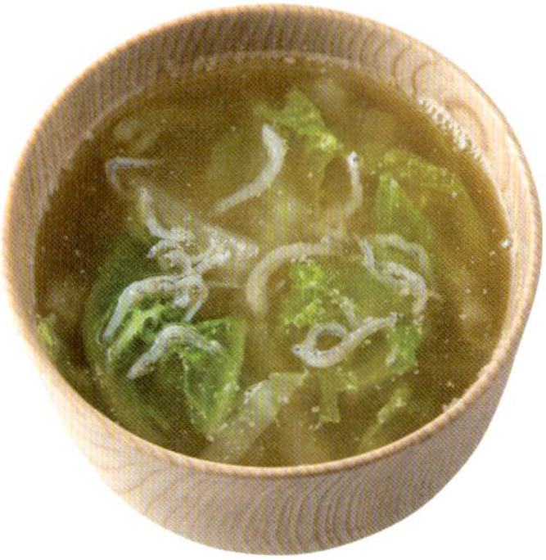

白すりごまが加わると
濃厚な味わいに

白菜とジャコのみそ汁

材料（2人分）

白菜……1枚
煮干しだし……1・1/2カップ
チリメンジャコ……6g
白すりごま……大さじ1
みそ……大さじ1強

作り方

1 白菜は縦半分に切ってから、細切りにする。

2 鍋に煮干しだしと1の白菜の芯《しん》の部分、チリメンジャコを入れて火にかける。煮立ったら弱めの中火にし、さらに3〜4分煮る。

3 1の白菜の残りを加えひと煮する。白すりごまを加え、みそを溶き入れたら器に盛る。

夕食
2

和風マーボー豆腐定食

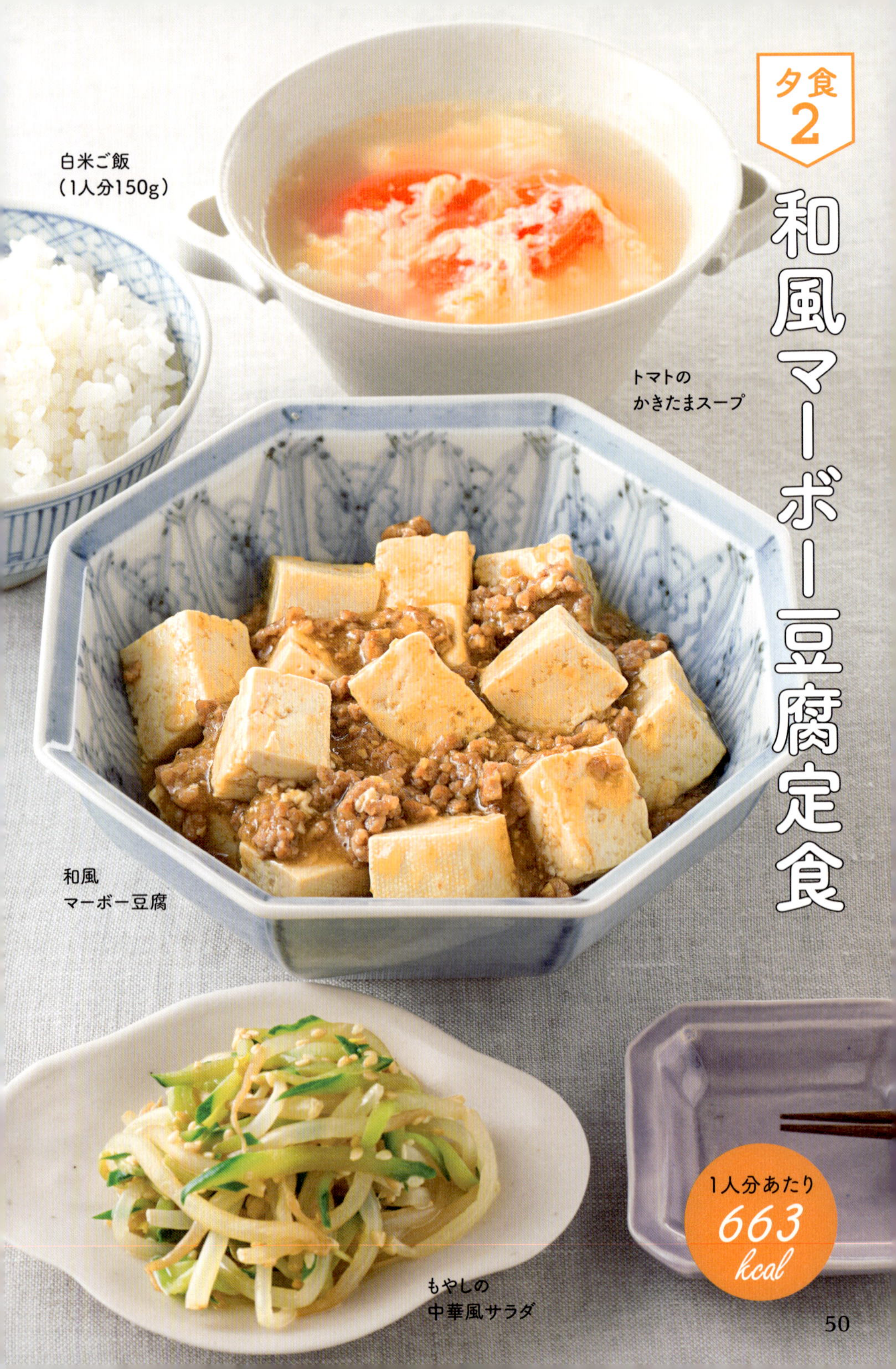
白米ご飯
（1人分150g）
トマトの
かきたまスープ
和風
マーボー豆腐
もやしの
中華風サラダ
1人分あたり
663
kcal

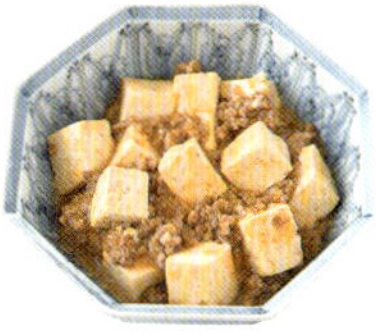

水けをしっかり切ると味がボヤけません

和風マーボー豆腐

材料（2人分）

木綿豆腐……2/3丁（200g）
ごま油……大さじ1/2
しょうが（みじん切り）……1/2かけ
ゆずこしょう……小さじ1/2～1
豚ひき肉……100g
みそ……大さじ1
Ⓐ【水…1カップ、しょうゆ・砂糖…各小さじ1、酒…大さじ1】
片栗粉……大さじ1

作り方

1 木綿豆腐は2㎝角に切り、水けを軽くきっておく。

2 フライパンにごま油としょうが、ゆずこしょうを入れて炒める。香りが立ってきたら、豚ひき肉とみそを加えて、肉の色が変わるまでよく炒める。

3 Ⓐを入れて煮立ったら、1の木綿豆腐を加えてひと煮し、そのまま2～3分煮る。片栗粉を倍量の水（分量外）で溶いて加え、大きくかき混ぜながらとろみをつけ、器に盛る。

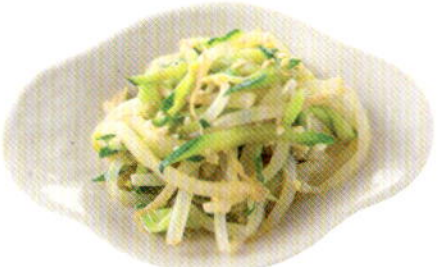

シャキシャキ食感がクセになります

もやしの中華風サラダ

作り置き可能
2～3日
（冷蔵）

材料（2人分）

きゅうり……1本
もやし……1/2袋（120g）
ごま油……小さじ1/2
Ⓐ【白いりごま…大さじ1、しょうゆ・酢・マヨネーズ…各小さじ2】

作り方

1 きゅうりは斜め薄切りにしてから、細切りにする。

2 鍋に湯を沸かし、もやしと1をさっと茹でて水けをきり、ごま油をまぶして混ぜる。

3 ボウルにⒶを入れてよく混ぜる。2を加えて、よく混ぜ合わせたら器に盛る。

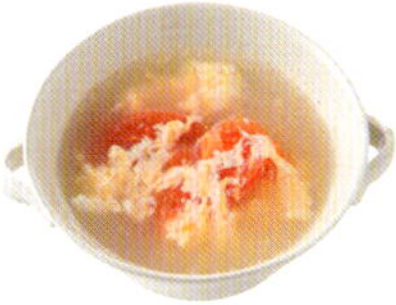

溶き卵を細く流し入れると、ふんわりとした仕上がりに

トマトのかきたまスープ

材料（2人分）

トマト……1個
煮干しだし……1・1/2カップ
しょうゆ・砂糖……各小さじ1
片栗粉……小さじ1
卵……1個

作り方

1 トマトはくし切りにする。

2 鍋に煮干しだし、しょうゆ、砂糖を入れて火にかける。煮立ったら、1を加える。

3 片栗粉を倍量の水（分量外）で溶いて2に加え、とろみをつける。再び煮立ったら、溶きほぐした卵を箸に伝わせながら流し入れる。ひと煮立ちしたら器に盛る。

夕食の献立
昼食の献立
朝食の献立

夕食 3

ブリの照り焼き定食

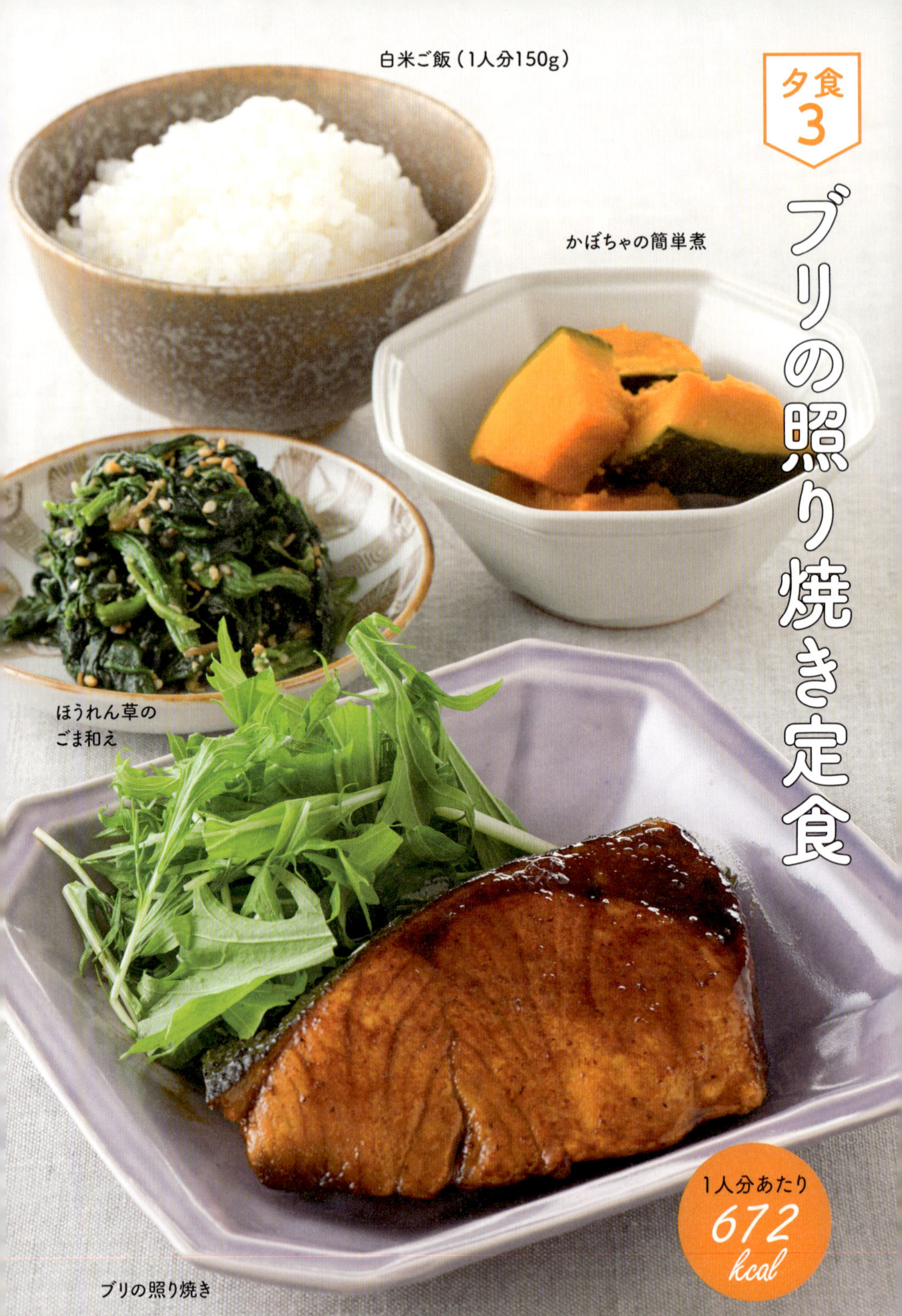

白米ご飯（1人分150g）

かぼちゃの簡単煮

ほうれん草のごま和え

ブリの照り焼き

1人分あたり 672 kcal

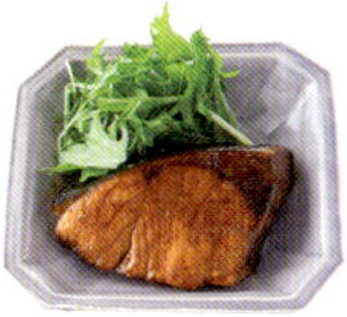

バターとしょうゆの最強の組み合わせ

ブリの照り焼き

作り置き可能
2〜3日
（冷蔵）

材料（2人分）

ブリ……2切れ（140g）
塩……少々
片栗粉……適量
Ⓐ【酒・しょうゆ・水…各大さじ1、砂糖…小さじ1】
バター……15g
水菜……1〜2株

作り方

1 ブリはバットに並べ、両面に塩を振る。ブリから水けが出てきたら、ペーパータオルに挟んでふき取り、片栗粉を全体にまぶす。

2 Ⓐはよく混ぜておく。

3 フライパンにバターを入れ、火にかける。バターが溶けてきたら1を並べ入れ、両面に焼き色がつくまで焼く。

4 2を回し入れ、煮汁をからめながら照りが出るまで焼く。器に盛り、刻んだ水菜を添える。

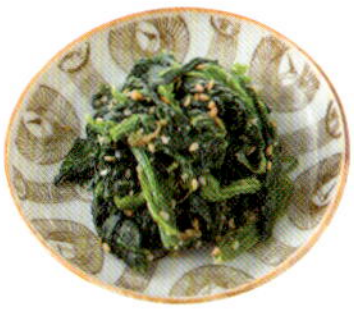

ほうれん草の水けをしっかりきるのがポイント

ほうれん草のごま和え

作り置き可能
3〜4日
（冷蔵）

材料（2人分）

ほうれん草……大1/2束（120g）
Ⓐ【白すりごま…大さじ2、砂糖…大さじ1、しょうゆ…小さじ2】

作り方

1 鍋に湯を沸かし、ほうれん草をさっと茹でて水に取る。3cm長さに切り、水けをきる。

2 ボウルにⒶを入れてよく混ぜ、1を加えて和えたら、器に盛る。

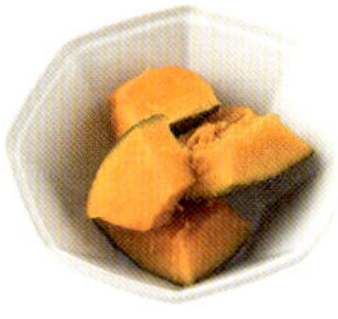

最後に蒸らすことでかぼちゃに味がなじみます

かぼちゃの簡単煮

作り置き可能
3〜4日
（冷蔵）

材料（2人分）

かぼちゃ……150g
Ⓐ【水…大さじ2、砂糖…大さじ1/2、しょうゆ…小さじ1】

作り方

1 かぼちゃはひと口大に切り、皮を下にして耐熱皿に並べ、よく混ぜたⒶをかける。ラップをふんわりとかけて電子レンジ（600W）で2〜3分加熱する。

2 電子レンジから取り出し、煮汁をからめるようにして上下に軽く混ぜる。再びラップをして、電子レンジで1分加熱する。そのまま1〜2分蒸らしたら、器に盛る。

夕食 4

カツオのたたき風定食

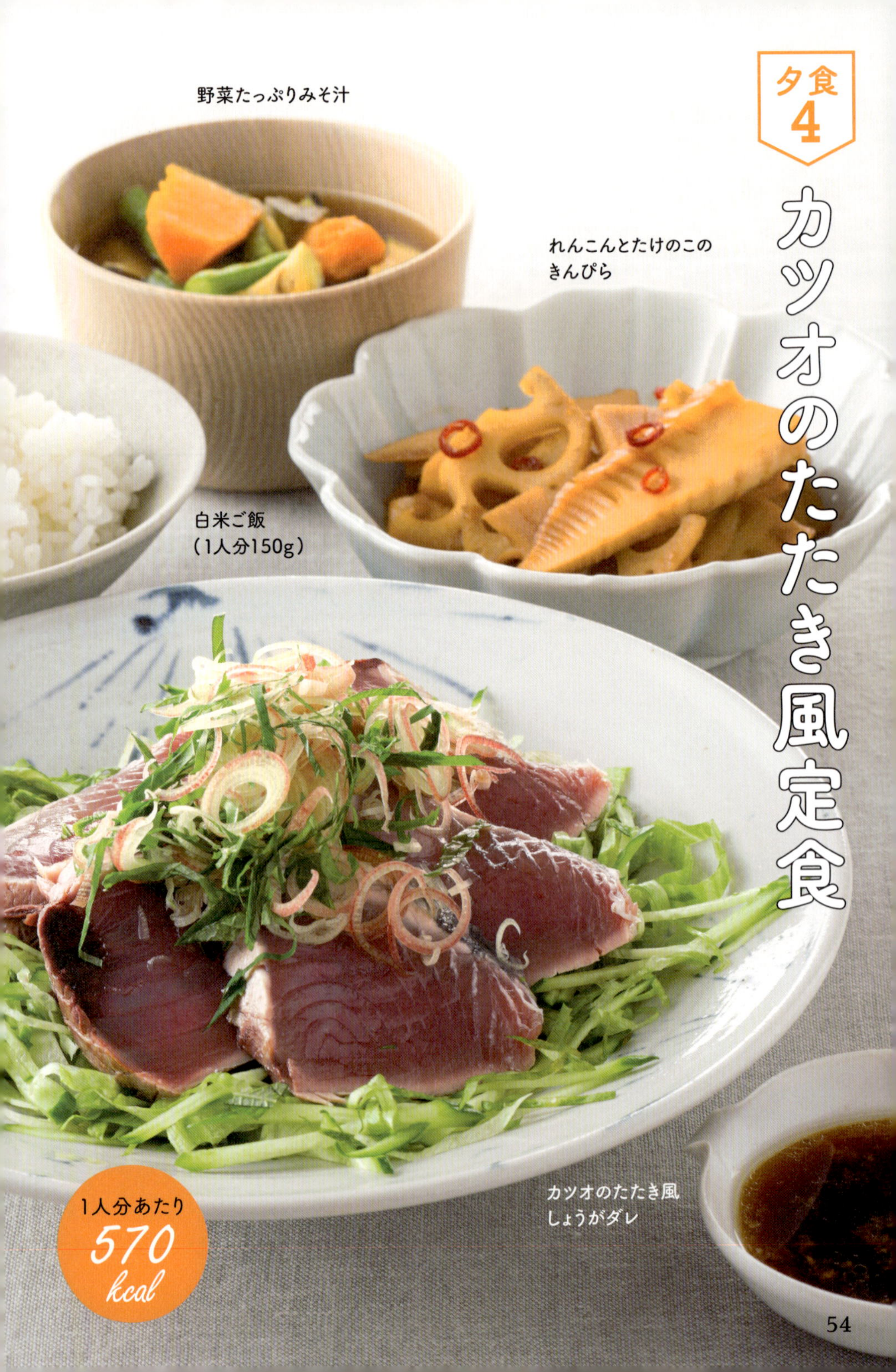
野菜たっぷりみそ汁
れんこんとたけのこの
きんぴら
白米ご飯
（1人分150g）
カツオのたたき風
しょうがダレ
1人分あたり
570
kcal

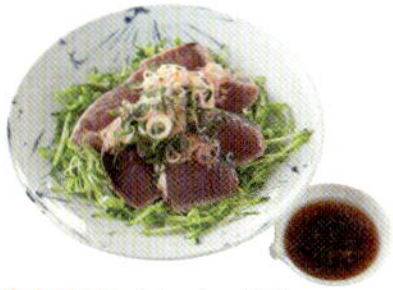

このひと品だけでも野菜がたっぷりとれます

カツオのたたき風しょうがダレ

材料（2人分）

カツオ（小1節）……200g
塩……少々
ごま油……小さじ1/2
レタス……3～4枚
きゅうり……1本
みょうが……2個
しその葉……5枚
Ⓐ【ポン酢しょうゆ…大さじ3、おろししょうが…1/2片分、ごま油…小さじ1】

作り方

1 カツオは全体に塩を振っておく。フライパンにごま油を薄く塗って熱し、カツオを入れて表面全体をさっと焼く。厚手のペーパーに取って包み、粗熱が取れたらペーパーを外して、そぎ切りにする。

2 レタスはせん切りに、きゅうりは斜め薄切りにしてからせん切りにし、混ぜ合わせる。

3 みょうがは薄い小口切りに、しその葉はせん切りにする。

4 Ⓐはよく混ぜておく。

5 2を器に盛り、その上に1のカツオをのせる。さらに3をのせ、最後に4のタレをかける。

作り置き可能
4～5日
（冷蔵）

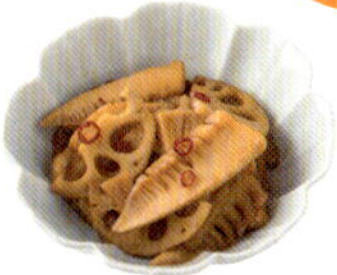

最後に黒ごまを振ると、さらにおいしい！

れんこんとたけのこのきんぴら

材料（2人分）

れんこん……60g
茹でたけのこ……120g
ごま油……大さじ1/2
赤唐辛子（輪切り）……1/3本分
Ⓐ【しょうゆ…大さじ1、酒・砂糖…各小さじ2】

作り方

1 れんこんは、0.5cm幅の半月切りにする。茹でたけのこは、薄切りにする。

2 フライパンにごま油を熱し、1を入れて炒める。全体にツヤが出てしんなりしたら、赤唐辛子とⒶを加えて汁けがなくなるまで炒めたら器に盛る。

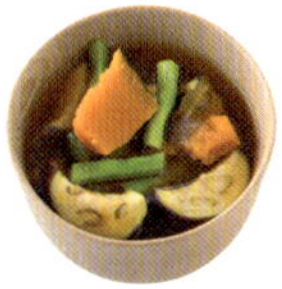

身も心も温まる具だくさんみそ汁

野菜たっぷりみそ汁

材料（2人分）

かぼちゃ……80g
なす……小1本（60g）
さやいんげん……3～4本（25g）
煮干しだし……1・3/4カップ
みそ……大さじ1

※さやいんげんは、1日に125g以上食べるとポリオールの許容量を超えるので注意。

作り方

1 かぼちゃは、ひと口大の薄切りにする。なすは、縦半分に切ってから1cm幅の斜めに切る。さやいんげんは、すじを取ってから3～4等分に切る。

2 鍋に煮干しだしと1のかぼちゃを入れて煮立てる。1のなすとさやいんげんを加え、さらに2～3分煮る。みそを溶き入れて、器に盛る。

夕食5 ポークソテー定食

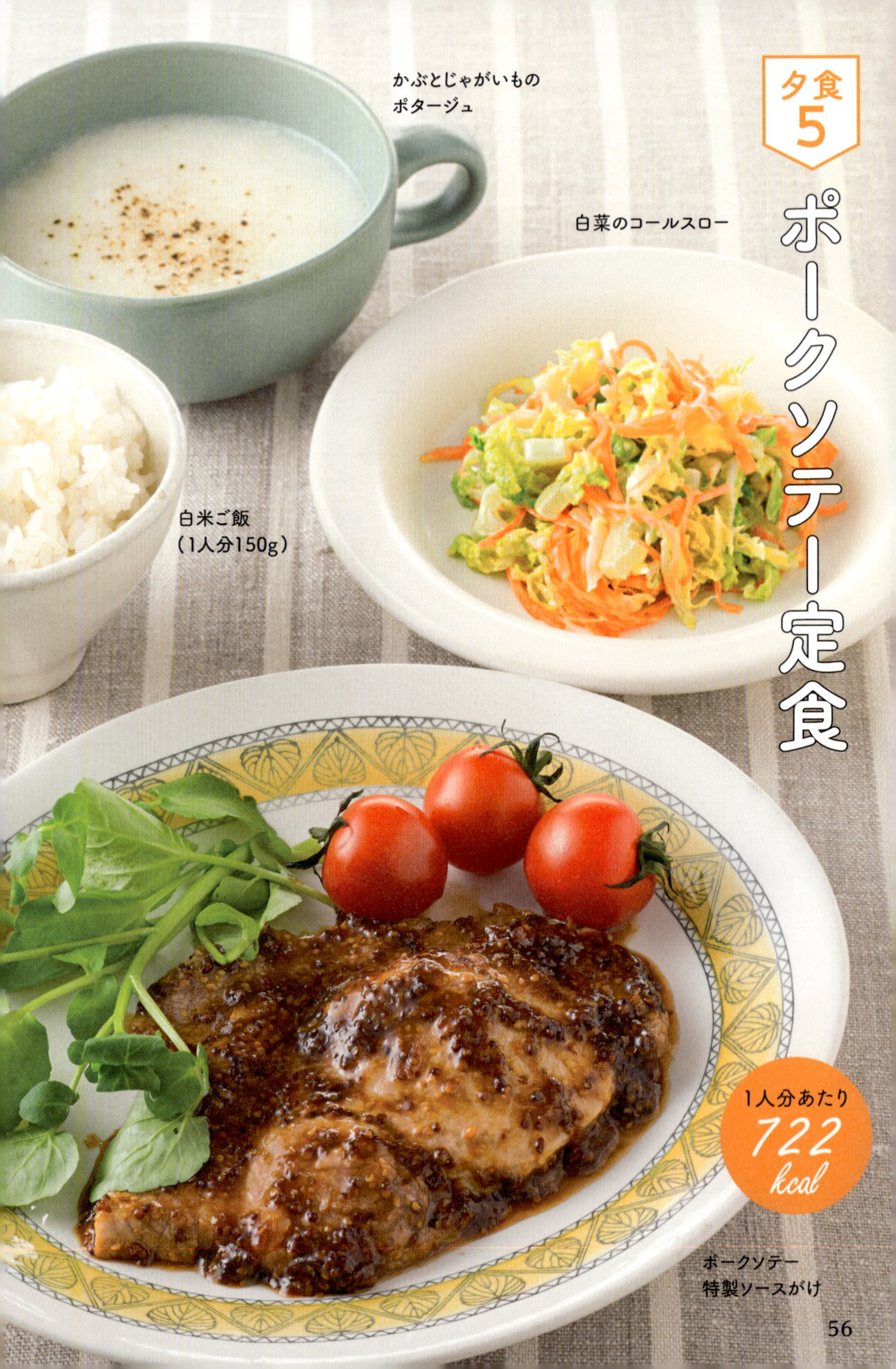
かぶとじゃがいものポタージュ
白菜のコールスロー
白米ご飯（1人分150g）
ポークソテー特製ソースがけ
1人分あたり 722 kcal

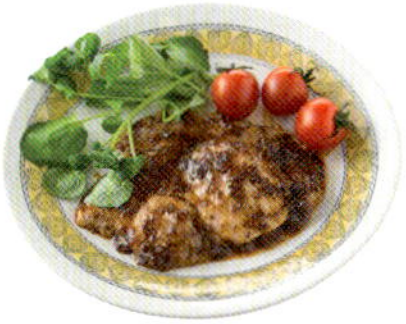

作り置き可能 2〜3日（冷蔵）

マスタードの辛みが最高のアクセントに

ポークソテー特製ソースがけ

材料（2人分）

豚ロース（とんかつ用）…… 2枚（200g）
塩・こしょう …… 少々
オリーブ油 …… 小さじ1
Ⓐ【白ワイン（甘くないもの）…大さじ2、粒マスタード・しょうゆ・マーマレード…各大さじ1、砂糖…小さじ1/2】
クレソン …… 1束
ミニトマト …… 6個

作り方

1 豚ロースは、脂身と赤身の間にあるすじを包丁の先で3～4ヵ所切り、両面に塩、こしょうを振る。

2 フライパンにオリーブ油を熱し、1を並べ入れて、焼き色がついたら裏面も焼いて取り出す。

3 フライパンをさっとふき、Ⓐを入れて火にかける。とろみが出るまで、かき混ぜながら煮詰める。

4 2を器に盛り、3のソースをかける。最後にクレソンとミニトマトを添える。

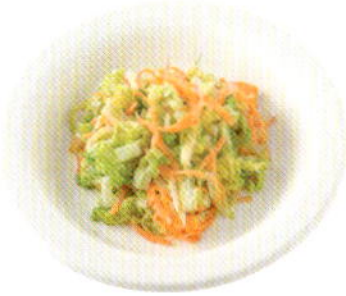

作り置き可能 4〜5日（冷蔵）

野菜の水けをしっかり絞ると水っぽくなりません

白菜のコールスロー

材料（2人分）

白菜 …… 2枚（200g）
にんじん …… 1/4本
Ⓐ【マヨネーズ…大さじ1、酢・マスタード…各小さじ1、砂糖…小さじ1/2、塩…小さじ1/5、こしょう…少々】

作り方

1 白菜は縦半分に切ってから細切りに、にんじんはせん切りにする。

2 鍋に湯を沸かし、1をさっと茹でる。粗熱が取れたら、水けをしっかりと絞る。

3 ボウルなどにⒶを入れてよく混ぜる。2を加え、味がなじむまで混ぜたら、器に盛る。

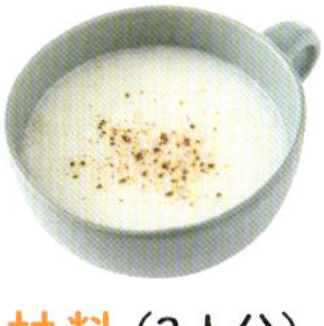

作り置き可能 2〜3日（冷蔵）

仕上げに黒こしょうを振ると味が引き締まります

かぶとじゃがいものポタージュ

材料（2人分）

じゃがいも …… 小1個（120g）
かぶ …… 1個（60g）
Ⓐ【アーモンドミルク…1/2カップ、水…1/2カップ】
塩 …… 小さじ1/4

作り方

1 じゃがいもとかぶは皮をむき、すりおろして鍋に入れる。

2 1にⒶを入れ、弱めの中火にかける。かき混ぜながら煮て、とろみが出てきたら、塩で味を調えて、器に盛る。

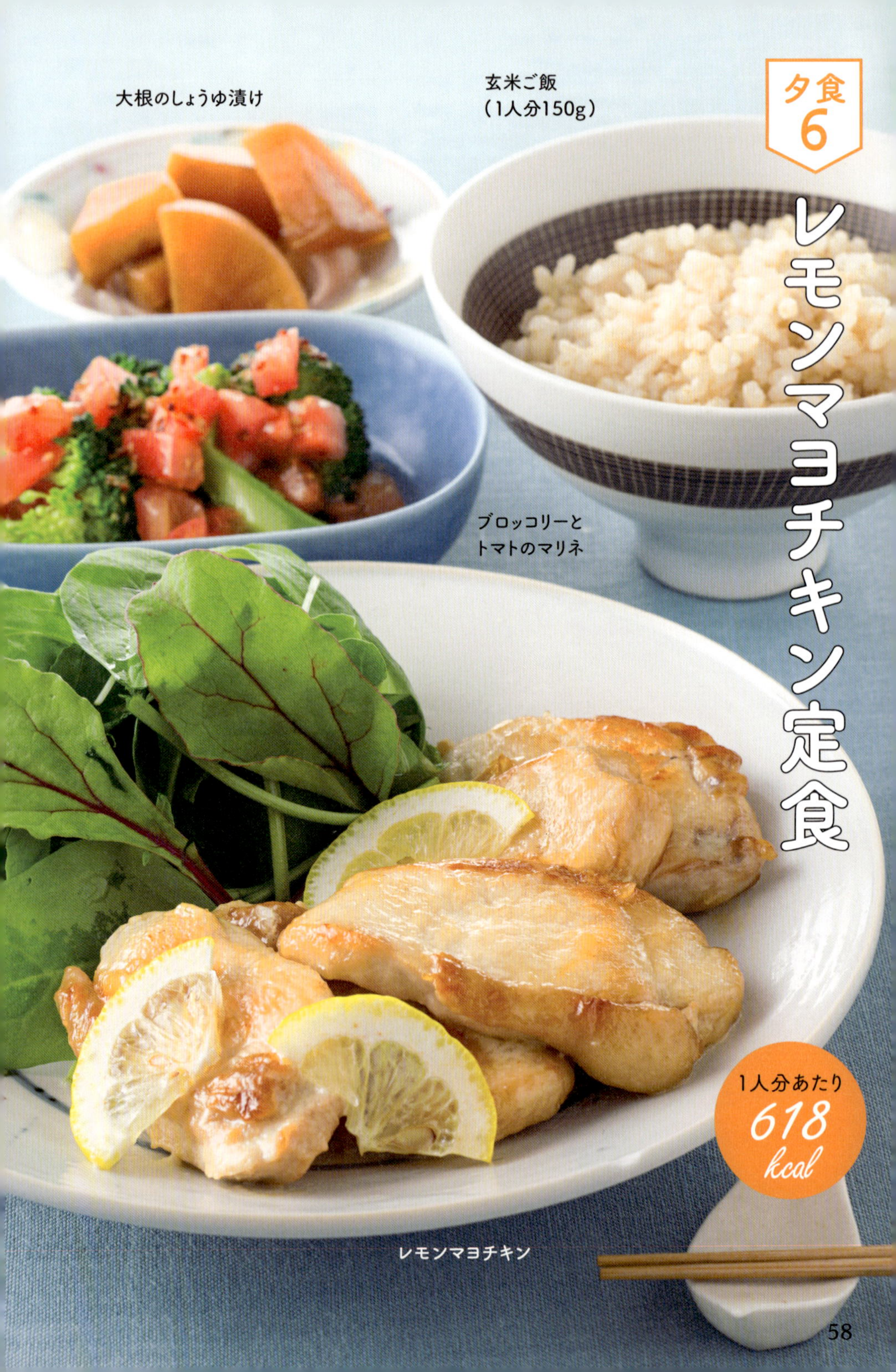

夕食
6

レモンマヨチキン定食

大根のしょうゆ漬け

玄米ご飯
（1人分150g）

ブロッコリーと
トマトのマリネ

レモンマヨチキン

1人分あたり
618
kcal

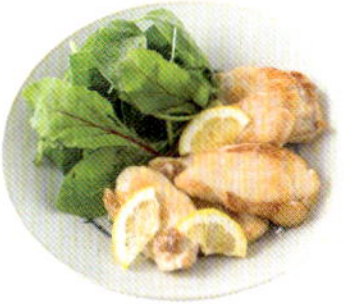

さっぱりコク旨のジューシーチキン

レモンマヨチキン

作り置き可能
3～4日
（冷蔵）

材料（2人分）

鶏むね肉……1枚（約240g）
Ⓐ【しょうゆ・酒・おろししょうが…各小さじ1】
片栗粉……適量
オリーブ油……大さじ2～3
Ⓑ【マヨネーズ・マーマレード…各大さじ1、レモン汁…小さじ1、塩…小さじ1/4】
ベビーリーフ……小1パック
レモン（スライス）……適宜

作り方

1 鶏むね肉は1cm幅のそぎ切りにし、混ぜ合わせたⒶを加えてもみ込む。10～20分置いて味をなじませたら、片栗粉を全体にまぶす。

2 フライパンにオリーブ油を熱し、1を並べ入れる。両面にこんがりと焼き色がつくまで揚げ焼きにし、バットなどに取り出して油をきる。

3 ボウルにⒷを入れてよく混ぜる。2を加え、よく絡めたら器に盛る。ベビーリーフを添え、お好みでレモンを散らす。

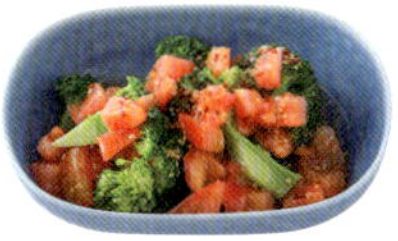

夏にぴったりなマリネサラダ

ブロッコリーとトマトのマリネ

作り置き可能
2～3日
（冷蔵）

材料（2人分）

ブロッコリー……1/3株
トマト……1/2個
Ⓐ【酢…小さじ2、砂糖・粒マスタード・オリーブ油…各小さじ1、塩…小さじ1/3】

※ブロッコリーは、270g以上食べるとフルクタンが許容量を超えるので注意（1株で約250g）。

作り方

1 鍋に湯を沸かし、小房に分けたブロッコリーを2～3分茹でて、さらに半分に切る。トマトは7～8mm角に切る。

2 ボウルにⒶを入れて混ぜ、1のトマトを加えてよく混ぜる。なじんだら1のブロッコリーを加え、さっくりと混ぜたらマリネ液ごと器に盛る。

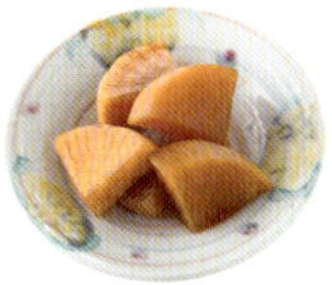

ゆずのかわりにレモンを使っても美味

大根のしょうゆ漬け

作り置き可能
4～5日
（冷蔵）

材料（2人分）

大根……100g
ゆず……薄切り2枚
Ⓐ【しょうゆ……大さじ1、砂糖…小さじ2、ゆずの絞り汁（または酢）…小さじ1/2】

作り方

1 大根は皮をむいて1cm厚さのいちょう切りに、ゆずは皮つきのままいちょう切りにして、厚手のポリ袋などに入れる。

2 Ⓐを耐熱皿に入れて軽く混ぜ、電子レンジ（600W）で30秒加熱する。熱いうちに1に入れ、空気を抜いて袋の口を閉じる。そのままひと晩以上漬け込む。汁けをきって、器に盛る。

夕食7 タルタルえびマヨ定食

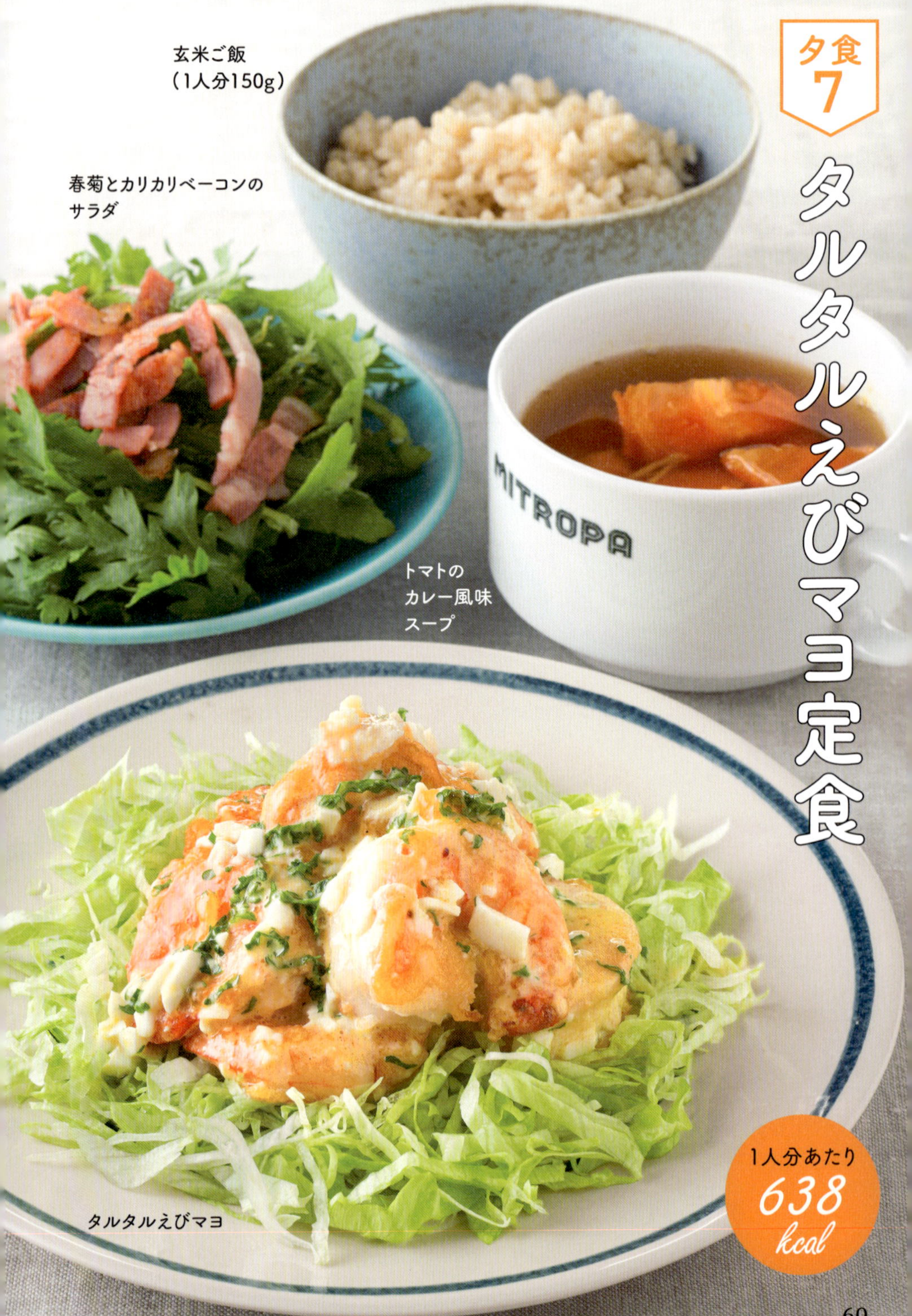

玄米ご飯
（1人分150g）

春菊とカリカリベーコンのサラダ

トマトのカレー風味スープ

タルタルえびマヨ

1人分あたり 638 kcal

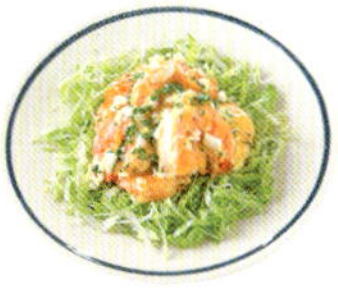

えびがプリップリの本格中華

タルタルえびマヨ

作り置き可能
2〜3日（冷蔵）

材料（2人分）

えび（殻つき）……大10〜12尾
ゆで卵……1個
Ⓐ【マヨネーズ…大さじ2、パセリ（みじん切り）・アーモンドミルク…各大さじ1、砂糖・レモン汁・マスタード…各小さじ1、塩…小さじ1/4】
酒……大さじ1
片栗粉……適量
オリーブ油……適量
レタス……4〜5枚

作り方

1 えびは殻をむいて、背に切り込みを入れて背ワタを取る。手でもみ洗いし、キッチンペーパーで水けをしっかりと取る。

2 ボウルにタルタルソースを作る。ゆで卵の殻をむいて粗いみじん切りにしたらボウルに入れ、Ⓐを加えて混ぜ合わせる。

3 1に酒を加えてもみ込み、片栗粉をまぶす。フライパンに1㎝程度のオリーブ油を入れて火にかけ、えびを揚げ焼きにする。油を切ったら2に加えて、タルタルソースをからめる。

4 器にせん切りにしたレタスを盛り、その上に3をのせる。

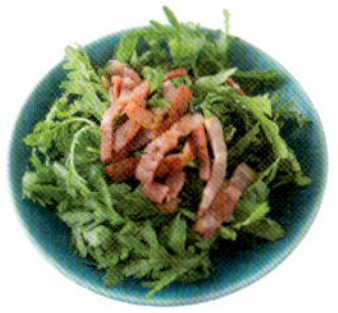

春菊好きにはたまらないひと品

春菊とカリカリベーコンのサラダ

材料（2人分）

春菊……1/2束
ベーコン……1・1/2枚
オリーブ油……小さじ1
Ⓐ【レモン汁・しょうゆ…各小さじ1、砂糖…小さじ1/2】

作り方

1 春菊は葉を摘み、大きいものは半分にちぎって、たっぷりの水に放ち、パリッとしたらざるにあげて水けをきる。ベーコンは1㎝幅に切る。

2 フライパンにオリーブ油を熱し、1のベーコンを入れて、カリッとするまで焼く。

3 ボウルにⒶを入れて混ぜ、1の春菊と、2を焼き汁ごと加えて、大きく混ぜたら器に盛る。

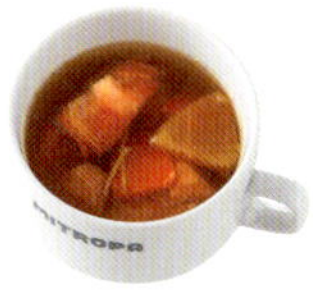

隠し味にしょうゆを入れてもおいしい！

トマトのカレー風味スープ

材料（2人分）

トマト……1個
オリーブ油……小さじ1
しょうが（せん切り）……1/2かけ
カレー粉……小さじ1/2
水……1・1/2カップ
塩・こしょう……少々

作り方

1 トマトはひと口大の乱切りにする。

2 鍋にオリーブ油としょうがを入れて火にかけ、香りが立ったらカレー粉を振り入れる。

3 水と1を加えて煮立て、塩、こしょうで味を調えたら器に盛る。

夕食 8

鶏のから揚げ定食

1人分あたり 625 kcal

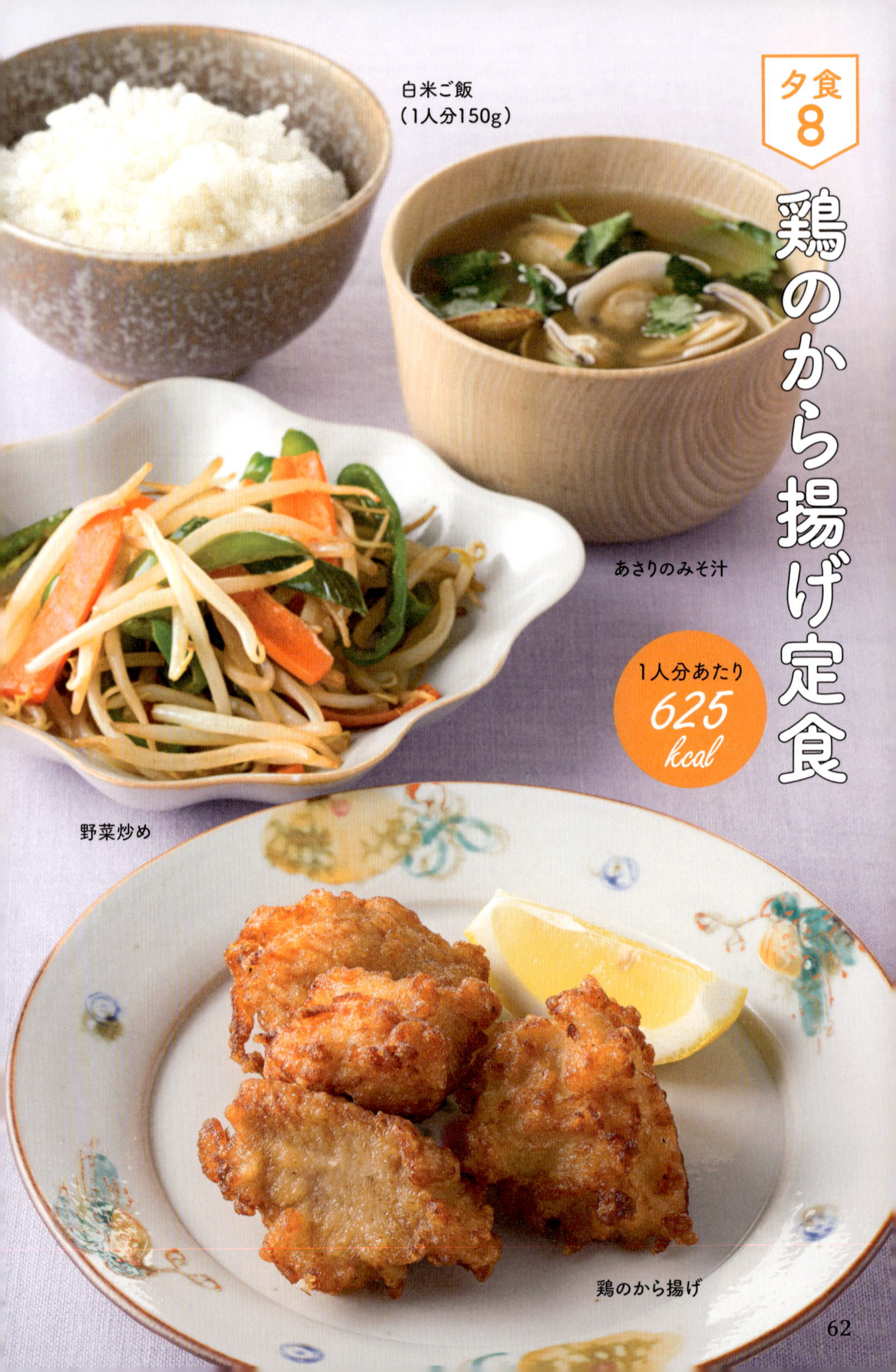
白米ご飯
（1人分150g）
あさりのみそ汁
野菜炒め
鶏のから揚げ

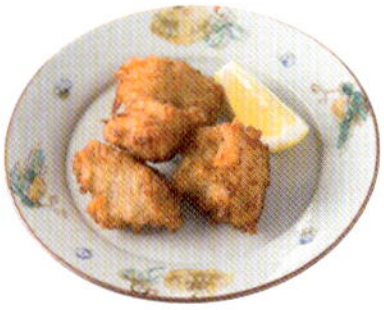

ときどき上下に返して揚げると、
カラッと仕上がります

作り置き可能
3〜4日
（冷蔵）

鶏のから揚げ

材料（2人分）

鶏もも肉……200g
しょうゆ……小さじ1
Ⓐ【溶き卵…1/3個分、おろししょうが…小さじ1、塩…小さじ1/4】
片栗粉……大さじ2〜3
揚げ油……適量
レモン（くし切り）……適量

作り方

1 鶏肉はひと口大に切り、最初にしょうゆをよくもみ込む。次に、Ⓐを加えてもみ込み、20分以上漬けておく。

2 1に片栗粉を加えてよく混ぜ、そのまま2〜3分置いてなじませる。

3 鍋に揚げ油を170度に熱し、2をこんがりとするまで5〜6分かけて揚げる。余計な油を落としたら器に盛り、お好みでレモンを添える。

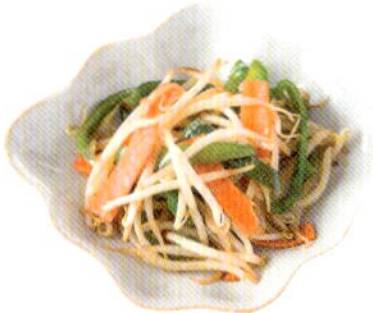

シンプルだけどおいしい定番メニュー

作り置き可能
3〜4日
（冷蔵）

野菜炒め

材料（2人分）

にんじん……1/4本
ピーマン……1個
ごま油……大さじ1/2
酒……大さじ1
もやし……小1袋（150g）
Ⓐ【オイスターソース・しょうゆ…各小さじ1、塩・こしょう…少々】

作り方

1 にんじんは薄い拍子切りにする。ピーマンは縦半分に切ってから細切りにする。

2 フライパンにごま油を熱し、1のにんじんを炒める。ツヤが出たら酒を振り入れ、フタをして1〜2分蒸らす。

3 フタを取り、もやしと1のピーマンを加えて炒める。なじんだら混ぜ合わせたⒶを加えて、大きく混ぜながらさらに炒めて、器に盛る。

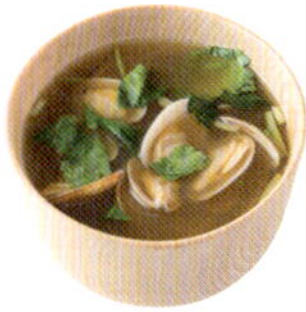

あさりの旨みがたっぷり！

あさりのみそ汁

材料（2人分）

あさり（殻つき）……120g
水……1・1/2カップ
みそ……小さじ2
みつ葉……1/3束

作り方

1 あさりは砂抜きをし、殻をこすり合わせてよく洗う。

2 鍋に水と1を入れて火にかける。あさりの殻が開いたらアクを取り、みそを溶き入れる。刻んだみつ葉を散らしたら、器に盛る。

夕食 9

牛ステーキ定食

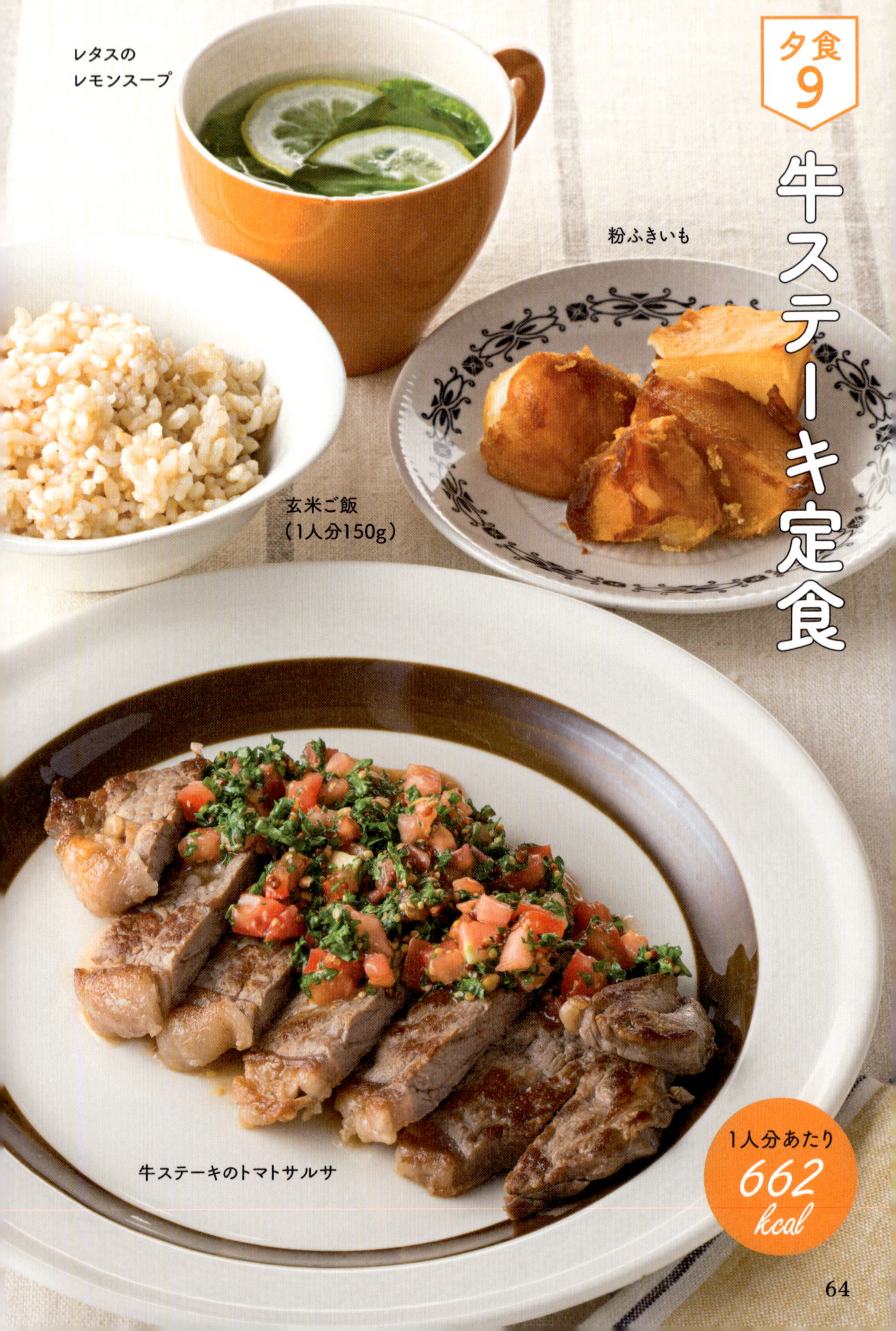

レタスのレモンスープ

粉ふきいも

玄米ご飯（1人分150g）

牛ステーキのトマトサルサ

1人分あたり 662 kcal

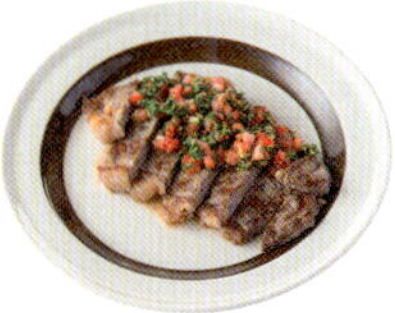

自宅でおしゃれなカフェご飯

牛ステーキのトマトサルサ

材料（2人分）

牛ランプ（または牛もも）ステーキ肉 ……… 200g
赤ワイン（甘くないもの）…… 大さじ2
オリーブ油 ……… 大さじ1/2
塩・こしょう ……… 少々
トマト ……… 小1個
Ⓐ【パセリ（みじん切り）…1枝分、レモン汁…大さじ1、粒マスタード…小さじ2、砂糖…小さじ1/2、塩…小さじ1/4】

作り方

1 ポリ袋などにステーキ肉、赤ワイン、オリーブ油を入れ、できるだけ空気を抜いて口を閉じる。ときどき上下に返しながら、室温で20～30分置く。下味がついたら、ステーキ肉を取り出し、塩、こしょうを振る。

2 フライパンに油をひかずに、強火で温め、1を入れて1分ほど焼く。裏に返し、さらに40～50秒焼いたら火を止め、そのままフタをして保温する。

3 トマトを5mm角に切ったら、Ⓐを加えて混ぜる。

4 2を食べやすい大きさに切ってから器に盛り、3のソースをかける。

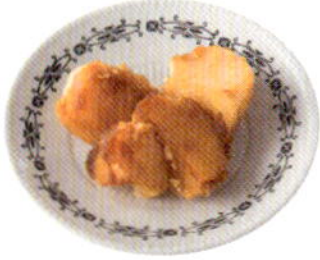

ステーキの添え物といえばコレ！

作り置き可能 2～3日（冷蔵）

粉ふきいも

材料（2人分）

じゃがいも ……… 大1個（200g）
Ⓐ【煮干しだし…100mℓ、しょうゆ…大さじ1/2、酒・砂糖…各小さじ1】

作り方

1 じゃがいもは皮をむき、ひと口大に切る。

2 鍋に1とⒶを入れてフタをし、火にかける。煮汁がほとんどなくなったら、鍋をゆすり、じゃがいもに粉がふいたら器に盛る。

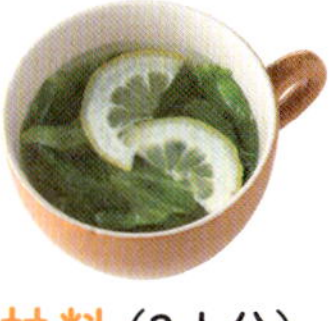

レモンのさっぱりした酸味がきいています

レタスのレモンスープ

材料（2人分）

レタス ……… 2枚
オリーブ油 ……… 小さじ1
水 ……… 1・1/2カップ
砂糖 ……… ひとつまみ
塩 ……… 小さじ1/4
こしょう ……… 少々
レモン（スライス）……… 2枚

作り方

1 レタスはひと口大にちぎる。

2 鍋にオリーブ油を熱し、1をさっと炒めたら、水と砂糖を加えて2～3分煮る。

3 塩、こしょうで味を調え、レモンを入れたら器に盛る。

夕食10

牛しゃぶの香味巻き定食

1人分あたり 577 kcal

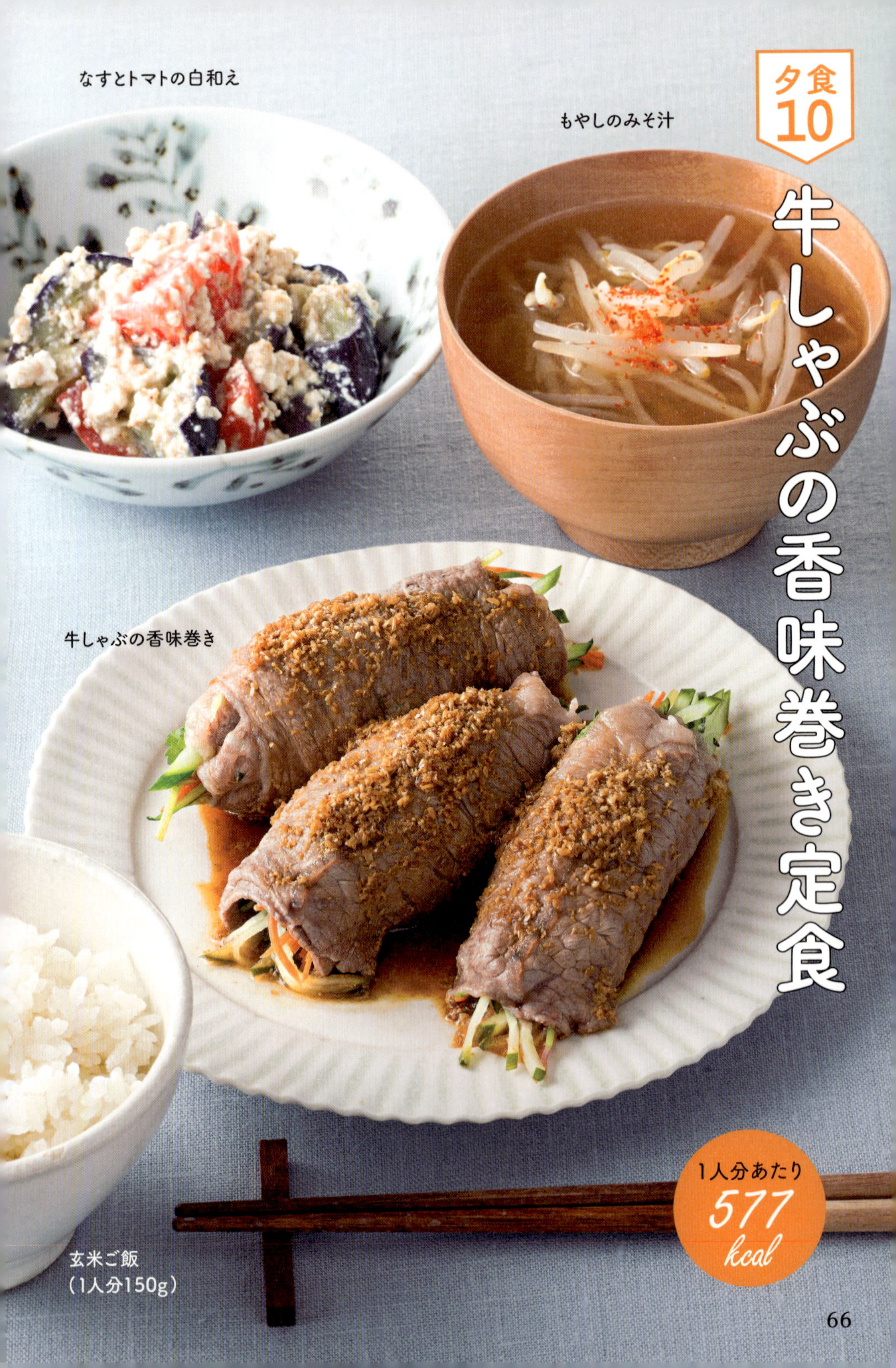

なすとトマトの白和え

もやしのみそ汁

牛しゃぶの香味巻き

玄米ご飯
（1人分150g）

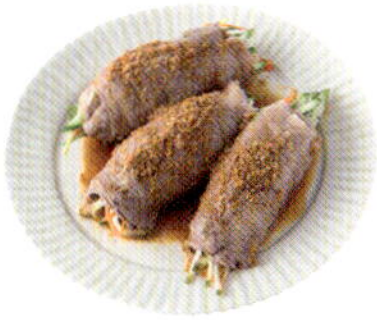

きれいな彩りで食べごたえも抜群です

牛しゃぶの香味巻き

材料（2人分）

にんじん……30g
きゅうり……1本
みつ葉……1束
みょうが……2個
Ⓐ【しょうゆ・酢…各大さじ1・1/2、白すりごま…大さじ1、砂糖・おろししょうが…各小さじ1】
牛しゃぶしゃぶ肉……6枚（180g）

作り方

1 にんじん、きゅうりは細切りにする。みつ葉は4cmの長さに切る。みょうがは縦半分に切ってから、斜め薄切りにする。切った野菜は方向をそろえて、6等分にする。

2 Ⓐの材料は混ぜておく。

3 牛肉を1に巻き、耐熱皿にのせて2のタレをかける。蒸気の上がった蒸し器で約10分蒸す。

4 器に盛り、最後に耐熱皿に残ったタレをかける。

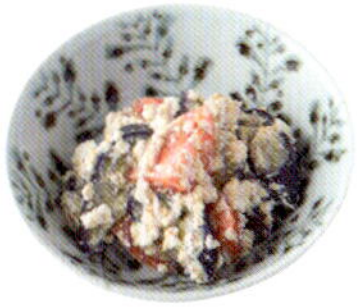

トマトの酸味と豆腐が相性ばっちり！

なすとトマトの白和え

材料（2人分）

木綿豆腐……1/4丁
Ⓐ【白すりごま…大さじ1、砂糖・マヨネーズ・みそ…各小さじ1】
なす……小1本（60g）
トマト……1個

作り方

1 木綿豆腐は水切りして、泡立て器などで滑らかになるまでよく混ぜる。Ⓐを加えて、さらに滑らかなペースト状になるまで混ぜる。

2 なすはヘタを切り落としてからラップに包み、電子レンジ（600W）で1分加熱する。なすの粗熱が取れたら、縦半分に切ってから斜め1cm幅に切る。トマトはひと口大の乱切りにする。

3 1に2を加え、なじむように大きく混ぜたら器に盛る。

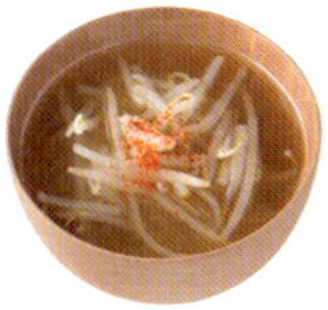

お好みで一味唐辛子を振っても◎

もやしのみそ汁

材料（2人分）

もやし……1/2袋
ごま油……小さじ1/2
煮干しだし……1・1/2カップ
みそ……大さじ1

作り方

1 もやしは、できればひげ根を取る。

2 鍋にごま油を熱し、1を入れて、さっと炒める。煮干しだしを加えて強火にし、煮立ったら中火に戻す。2〜3分ほど煮たら、みそを溶き入れ、器に盛る。

夕食11 鮭のピカタ定食

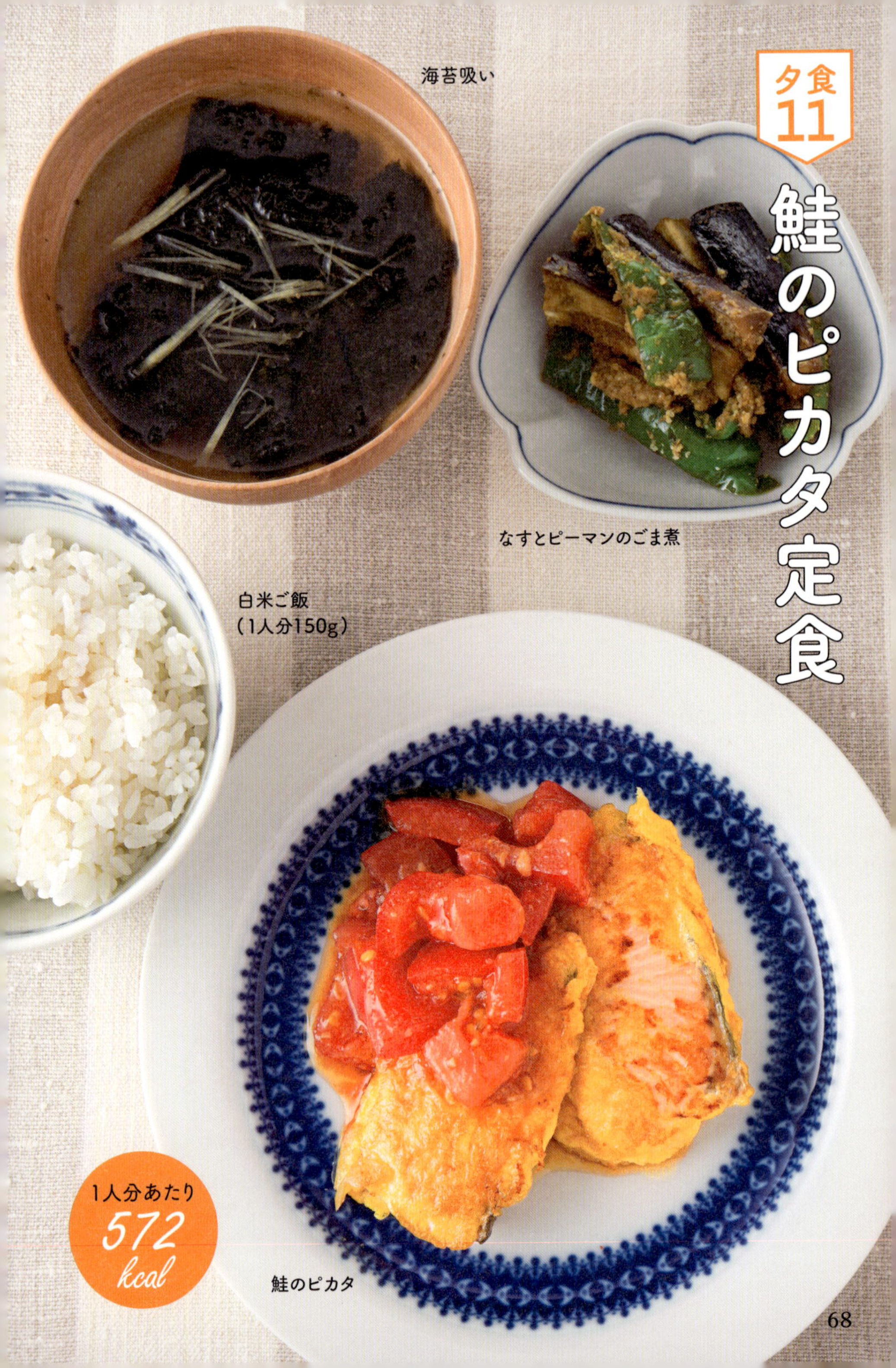
海苔吸い
なすとピーマンのごま煮
白米ご飯
（1人分150g）
鮭のピカタ
1人分あたり
572
kcal

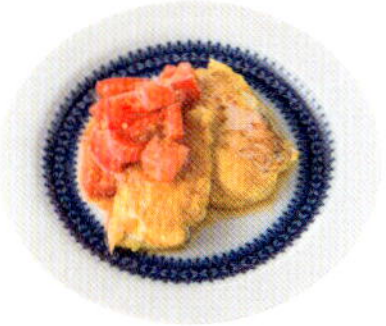

ざくざくのトマトソースが味の決め手

鮭のピカタ

材料（2人分）

生鮭……2切れ（180g）
塩・こしょう……少々
トマト……1個
Ⓐ【みそ…大さじ1/2、しょうゆ・砂糖…各小さじ1、片栗粉…小さじ1/2】
溶き卵……1個分
パルメザンチーズ……大さじ1
オリーブ油……大さじ1

作り方

1 生鮭は2～3等分のそぎ切りにし、塩、こしょうを振る。トマトは1.5cm角大に切る。Ⓐは混ぜておく。
2 溶き卵とパルメザンチーズを混ぜておく。
3 フライパンにオリーブ油を熱し、1の生鮭に2をからめて並べ入れ、両面を焼く。フタをして3～4分蒸し焼きにし、火が通ったら鮭を取り出す。
4 フライパンをキッチンペーパーでさっとふき、Ⓐを再度混ぜてから入れる。1のトマトも加えて、かき混ぜながら火にかけ、とろみがついたら火を止める。
5 器に3の鮭をのせて、4のソースをかける

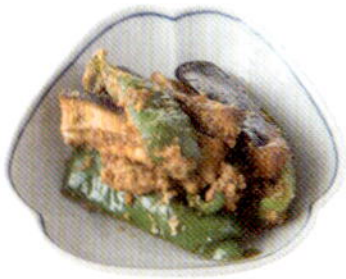

とろとろのなすがおいしい！

なすとピーマンのごま煮

作り置き可能 3～4日（冷蔵）

材料（2人分）

なす……1本
ごま油……小さじ1
ピーマン……1個
Ⓐ【煮干しだし…1カップ、砂糖…大さじ1/2、しょうゆ・酒…各小さじ2】
白すりごま……大さじ2

作り方

1 なすはヘタを切り落とし、縦半分に切ってから6等分に切り、ごま油を絡める。ピーマンは種を取り、6等分に切る。
2 鍋に1を入れて火にかけ、さっと炒める。Ⓐを加え、落としブタをして5分ほど煮る。
3 落としブタを取り、白すりごまを加えて混ぜ合わせる。ひと煮したら器に盛る。

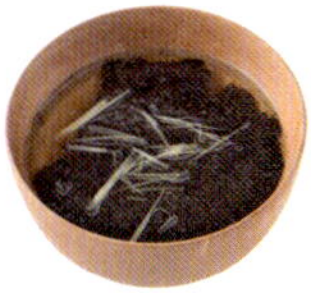

超簡単なお吸い物です

海苔吸い

材料（2人分）

煮干しだし……1・1/2カップ
薄口しょうゆ……小さじ1/2
塩……小さじ1/4
海苔（全型）……2枚
しょうが（せん切り）……適宜

作り方

1 鍋で煮干しだしを温め、薄口しょうゆ、塩を入れて煮立てる。海苔をちぎって加え、温めたら火を止める。
2 器に1を盛り、しょうがを散らす。

夕食
12

カジキマグロのチーズ焼き定食

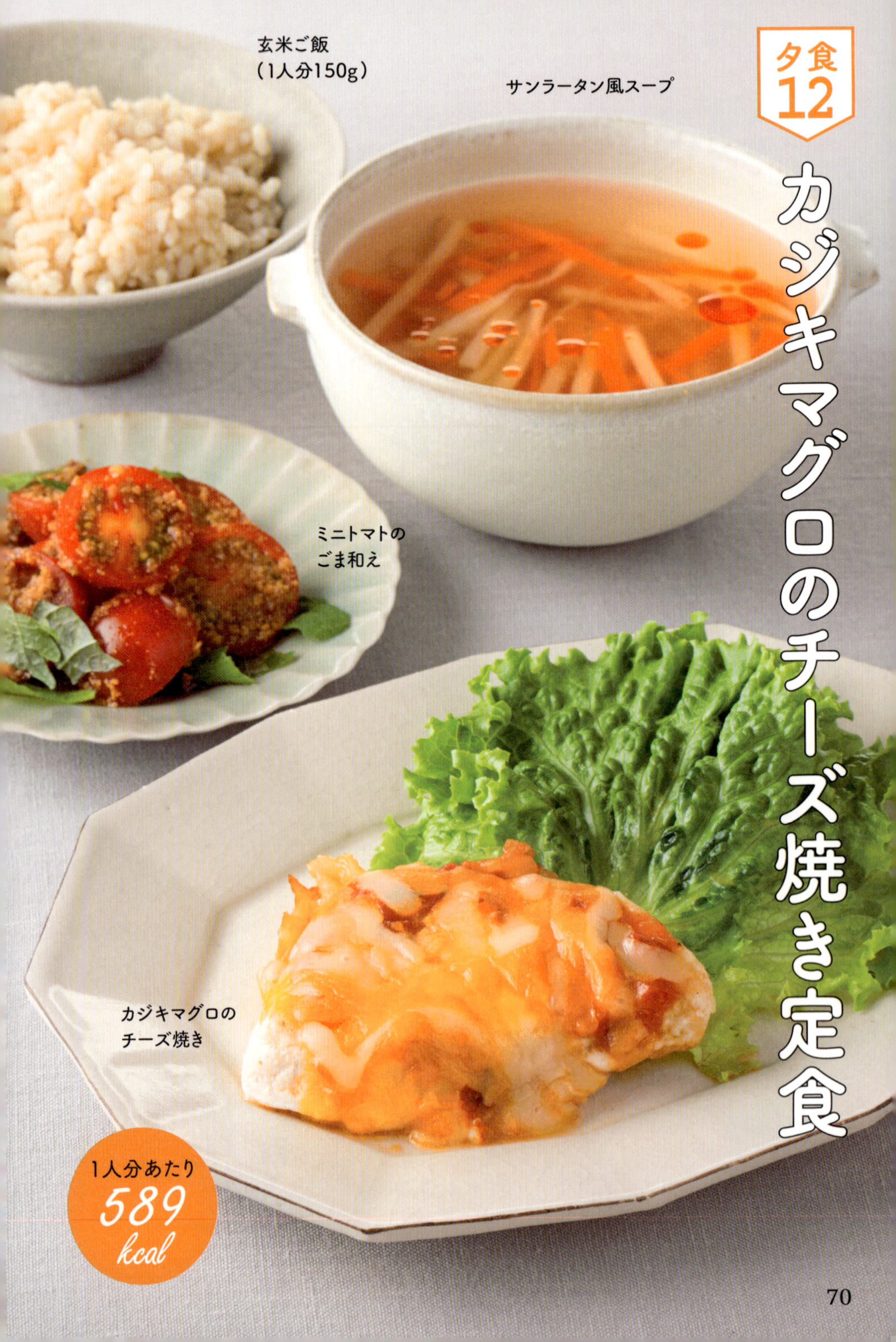

玄米ご飯
（1人分150g）

サンラータン風スープ

ミニトマトの
ごま和え

カジキマグロの
チーズ焼き

1人分あたり
589
kcal

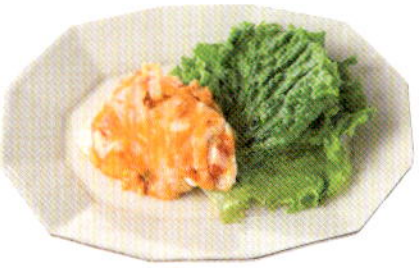

チェダーチーズの濃厚な旨み！

カジキマグロのチーズ焼き

材料（2人分）

カジキマグロ	2切れ（200g）
塩・こしょう	少々
オリーブ油	小さじ1
トマトソース	大さじ1
チェダーチーズ	30g
リーフレタス	3～4枚

作り方

1 カジキマグロは、キッチンペーパーに挟んで余分な水けをしっかりと取り、塩、こしょうをまぶす。

2 フライパンにオリーブ油を熱し、1を入れて両面を焼く。カジキマグロの表面にトマトソースを塗り、等分にしたチェダーチーズをのせる。フタをして、2～3分蒸し焼きにする。

3 チーズが溶けたら、火を止めて器に盛る。食べやすい大きさにちぎったリーフレタスを添える。

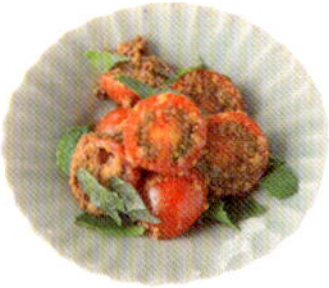

トマトの酸味とごまの香りが相性抜群！

ミニトマトのごま和え

作り置き可能 2～3日（冷蔵）

材料（2人分）

ミニトマト	8個
A【白すりごま大さじ1・1/2、しょうゆ…大さじ1、砂糖…小さじ1】	
しその葉	2枚

作り方

1 ミニトマトは半分に切る。

2 ボウルでAを混ぜてから1を加え、よく和える。器に盛り、ちぎったしその葉を散らす。

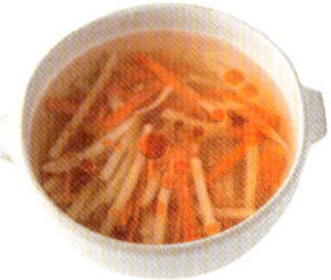

酸味と辛みが後を引くおいしさ！

サンラータン風スープ

材料（2人分）

茹でたけのこ	50g
にんじん	20g
しょうが	1/3かけ
ハム	1枚
水	1・1/2カップ
A【酒…大さじ1、しょうゆ…小さじ1、塩…少々】	
片栗粉	大さじ1/2
酢	大さじ1/2
ラー油	適宜

作り方

1 茹でたけのこ、にんじん、しょうがはせん切りにする。ハムは細切りにする。

2 鍋に水と1を入れて強火にかける。煮立ったら、Aを加える。

3 片栗粉を倍量の水（分量外）で溶き、2に加えてとろみをつけ、酢を加えたら火を止める。器に盛り、お好みでラー油をたらす。

夕食13 焼きサバ定食

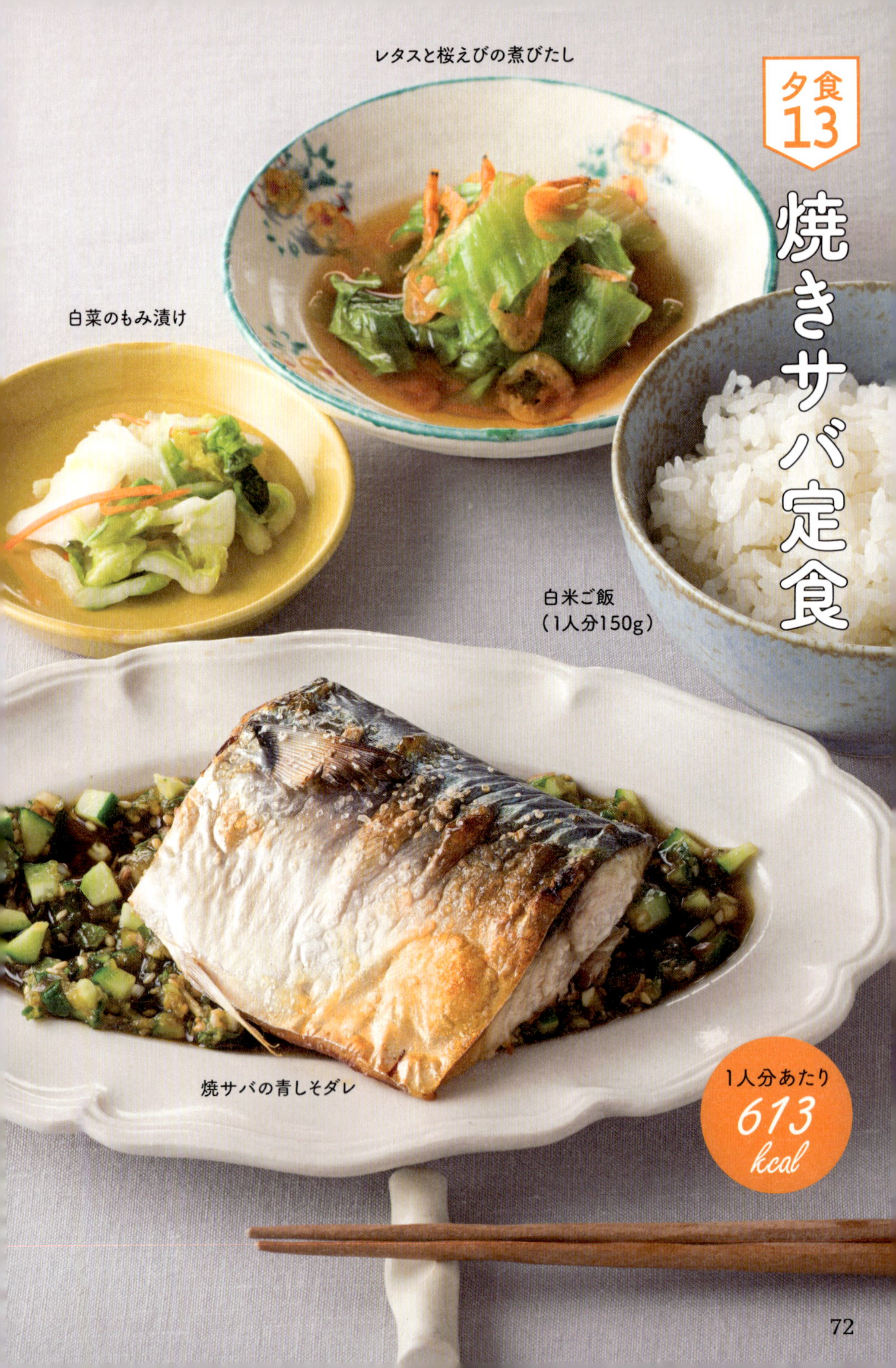
レタスと桜えびの煮びたし
白菜のもみ漬け
白米ご飯
（1人分150g）
焼サバの青しそダレ
1人分あたり
613
kcal

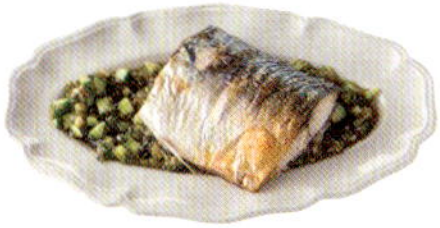

サバの脂も特製ダレでさっぱりいただけます

焼サバの青しそダレ

作り置き可能
2〜3日
（冷蔵）

材料（2人分）

サバ……2切れ（200g）
塩……少々
きゅうり……1本
しその葉……6枚
みょうが……1個
Ⓐ【白いりごま…小さじ2、しょうゆ・酢…各大さじ1、砂糖…小さじ1】

作り方

1. サバは塩をまぶして少し置く。サバから水けが出てきたら、キッチンペーパーで挟んでふき取り、魚グリルでこんがりと焼き色がつくまで焼く。
2. きゅうりの半分はすりおろし、残りは粗いみじん切りにする。しその葉とみょうがは、粗いみじん切りにする。
3. ボウルに2とⒶを入れて、よく混ぜ合わせる。
4. 器に3のタレと、1を盛る

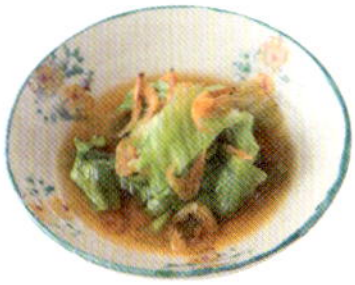

桜えびの風味がきいています

レタスと桜えびの煮びたし

材料（2人分）

レタス……4〜5枚
ごま油……小さじ1
桜えび……6g
Ⓐ【煮干しだし…1/3カップ、酒…大さじ1、砂糖…大さじ1/2、しょうゆ…小さじ2】

作り方

1. レタスはひと口大にちぎる。
2. 鍋にごま油と桜えびを入れて、弱めの中火で炒め、香りが立ったらⒶを加える。煮立ったら1を加え、レタスがしんなりしたら火を止め、器に盛る。

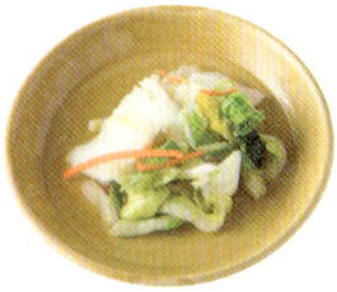

冷蔵庫で冷やすと味がなじみます

白菜のもみ漬け

作り置き可能
4〜5日
（冷蔵）

材料（2人分）

白菜……2枚
にんじん……20g
塩……小さじ1/2
しょうゆ……小さじ1
砂糖……小さじ1/2

作り方

1. 白菜は縦半分に切ってから、横に1cm幅に切る。にんじんはせん切りにする。
2. ポリ袋などに1を入れて、塩を加える。袋に空気を含ませてから、袋を振って混ぜる。袋の空気を抜いてから口を閉じ、野菜がしんなりするまで約10分置く。
3. 野菜の水けをしっかりと絞り、しょうゆ、砂糖を加えて軽くもんで混ぜたら、器に盛る。

夕食
14

アジのつくね焼き定食

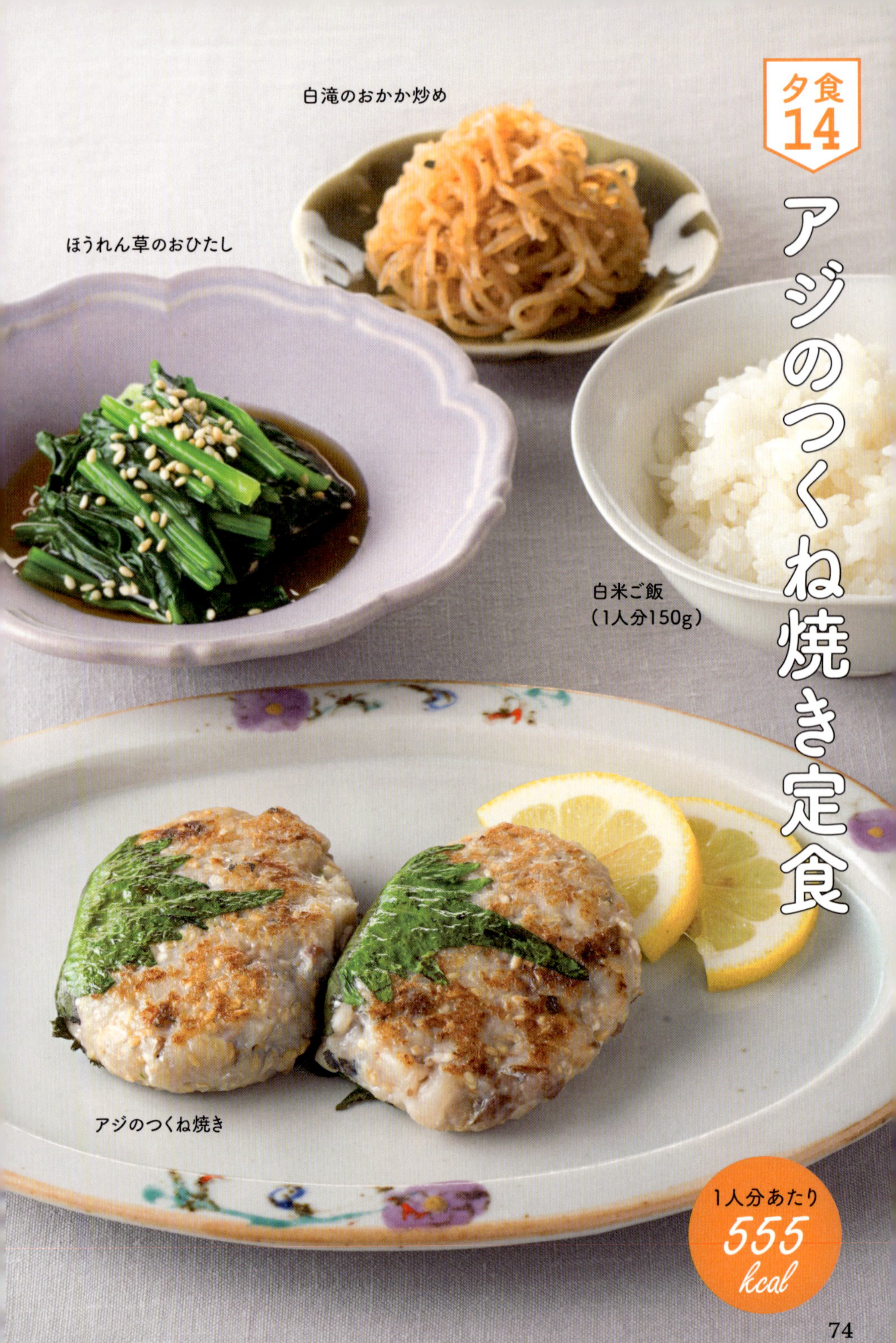

白滝のおかか炒め

ほうれん草のおひたし

白米ご飯
（1人分150g）

アジのつくね焼き

1人分あたり
555
kcal

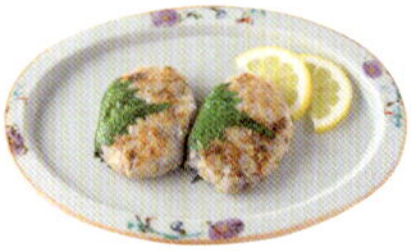

魚の臭みのない低カロリーおかず

アジのつくね焼き

作り置き可能
3～4日
（冷蔵）

材料（2人分）

アジ（3枚におろしたもの）………3尾分（240g）
A【しょうが（みじん切り）…1/2片分、酒…大さじ1、みそ・片栗粉…各小さじ2】
白いりゴマ ………………………… 小さじ2
しその葉 …………………………… 4～6枚
ごま油 ……………………………… 小さじ2
レモン（スライス）…………………… 適宜

作り方

1 アジは皮を引いて骨を取り除き、まな板の上で粗くたたく。まな板の上で、A を加え、さらにたたく。最後に白いりごまを加えて、軽く混ぜる。

2 1を4～6等分の小判形に丸め、しその葉で挟む。

3 フライパンにごま油を熱し、2を両面こんがりと焼く。フタをして3~4分蒸し焼きにし、火が通ったら器に盛り、お好みでレモンを添える。

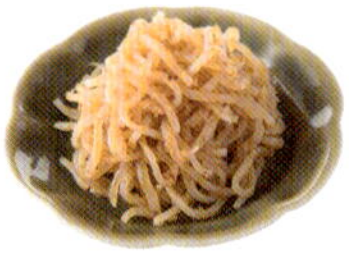

一味唐辛子でピリ辛にしても美味！

白滝のおかか炒め

作り置き可能
4～5日
（冷蔵）

材料（2人分）

白滝 ………………………… 1/2袋（120g）
ごま油 ……………………………… 小さじ1
A【酒…大さじ1、しょうゆ・砂糖…各小さじ2】
かつお節 ………………小1パック（3g）

作り方

1 白滝はゆでこぼしてから水けをきり、食べやすい大きさに切る。キッチンペーパーに包んで、さらに余分な水けを取っておく。

2 フライパンにごま油を熱し、1を入れて炒める。水けがなくなるまで炒めたらA を加え、汁けがなくなるまで炒め煮にする。最後にかつお節を加えて混ぜ合わせたら、器に盛る。

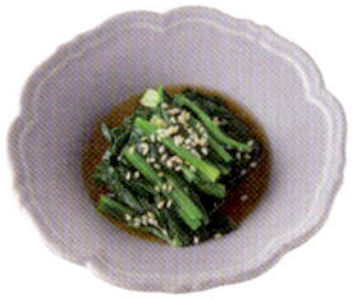

家庭料理の定番といえばコレ！

ほうれん草のおひたし

作り置き可能
3～4日
（冷蔵）

材料（2人分）

ほうれん草 …………………………1/2束
A【煮干しだし……大さじ1･1/2、しょうゆ…大さじ1/2、砂糖…小さじ1/3】
白いりごま …………………………… 適宜

作り方

1 鍋にたっぷりの湯を沸かし、ほうれん草をさっと茹で、冷水に取って水けを絞る。3～4cm長さに切ったら、さらに水けをしっかり絞る。

2 ボウルにA を入れて混ぜておく。

3 2に1を加えて、よく混ぜたら器に盛り、最後に白いりごまを振る。

夕食 15

豚肉オイスター炒め定食

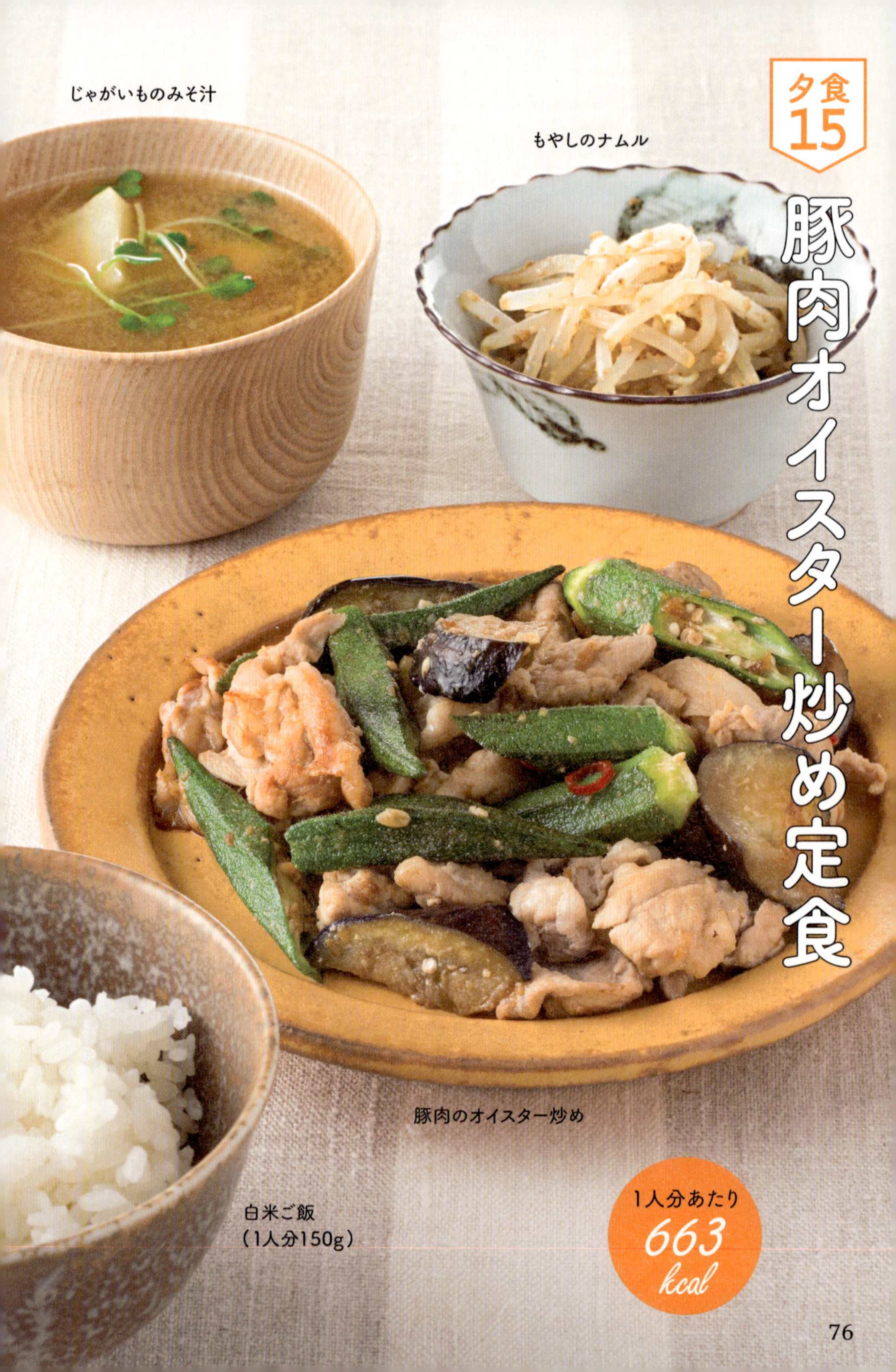

じゃがいものみそ汁

もやしのナムル

豚肉のオイスター炒め

白米ご飯
（1人分150g）

1人分あたり
663
kcal

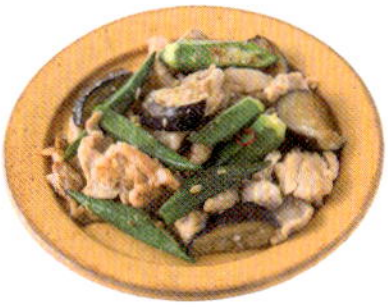

オイスターとごま油の無敵のハーモニー

豚肉のオイスター炒め

作り置き可能 2～3日（冷蔵）

材料（2人分）

なす……1個
オクラ……6本
豚こま切れ肉……180g
ごま油……大さじ1/2
赤唐辛子（輪切り）……ひとつまみ
Ⓐ【おろししょうが…小さじ1、みそ・オイスターソース・酒…各小さじ2、砂糖…小さじ1/2】

※オクラは、1日に9本以上食べるとフルクタンの許容量を超えるので注意。

作り方

1 なすはヘタを切り落とし、ひと口大の乱切りにする。オクラはヘタとガクをむき、2～3等分の斜め切りにする。豚こま切れ肉は、大きければ食べやすい大きさに切る。

2 フライパンにごま油を熱し、1のなすを炒める。なすに油がなじんだら、1の豚肉と赤唐辛子を加えて、ほぐしながら炒める。

3 豚肉の色が変わってきたら、1のオクラを加えて炒める。混ざったらⒶを加え、汁けがなくなるまで炒め合わせたら、器に盛る。

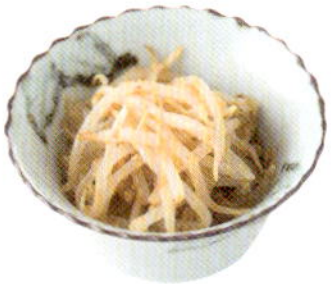

お箸が止まらない超簡単レシピ！

もやしのナムル

作り置き可能 4～5日（冷蔵）

材料（2人分）

もやし……小1袋（150g）
ごま油……小さじ1/2
Ⓐ【白すりごま…大さじ1、砂糖・しょうゆ…各小さじ1/2、塩…小さじ1/4】

作り方

1 もやしを耐熱ボウルなどに入れ、ごま油を絡める。ラップをふんわりとかけ、電子レンジ（600W）で2分加熱する。

2 水けを軽くきり、温かいうちにⒶを加えて、よく混ぜたら器に盛る。

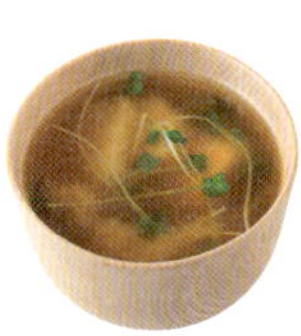

ほくほくおいしくて優しい甘み！

じゃがいものみそ汁

材料（2人分）

じゃがいも……1個（180g）
かいわれ大根……1/3パック
煮干しだし……2カップ
みそ……大さじ1

作り方

1 じゃがいもは皮をむき、1cm幅のいちょう切りにする。かいわれ大根は、長さを半分に切る。

2 鍋に煮干しだしと1のじゃがいもを入れ、火にかける。煮立ったら弱火にしてフタをし、じゃがいもがやわらかくなるまで煮る。

3 みそを溶き入れ、1のかいわれ大根を加える。ひと煮したら、器に盛る。

夕食16

鶏の炊き込みご飯定食

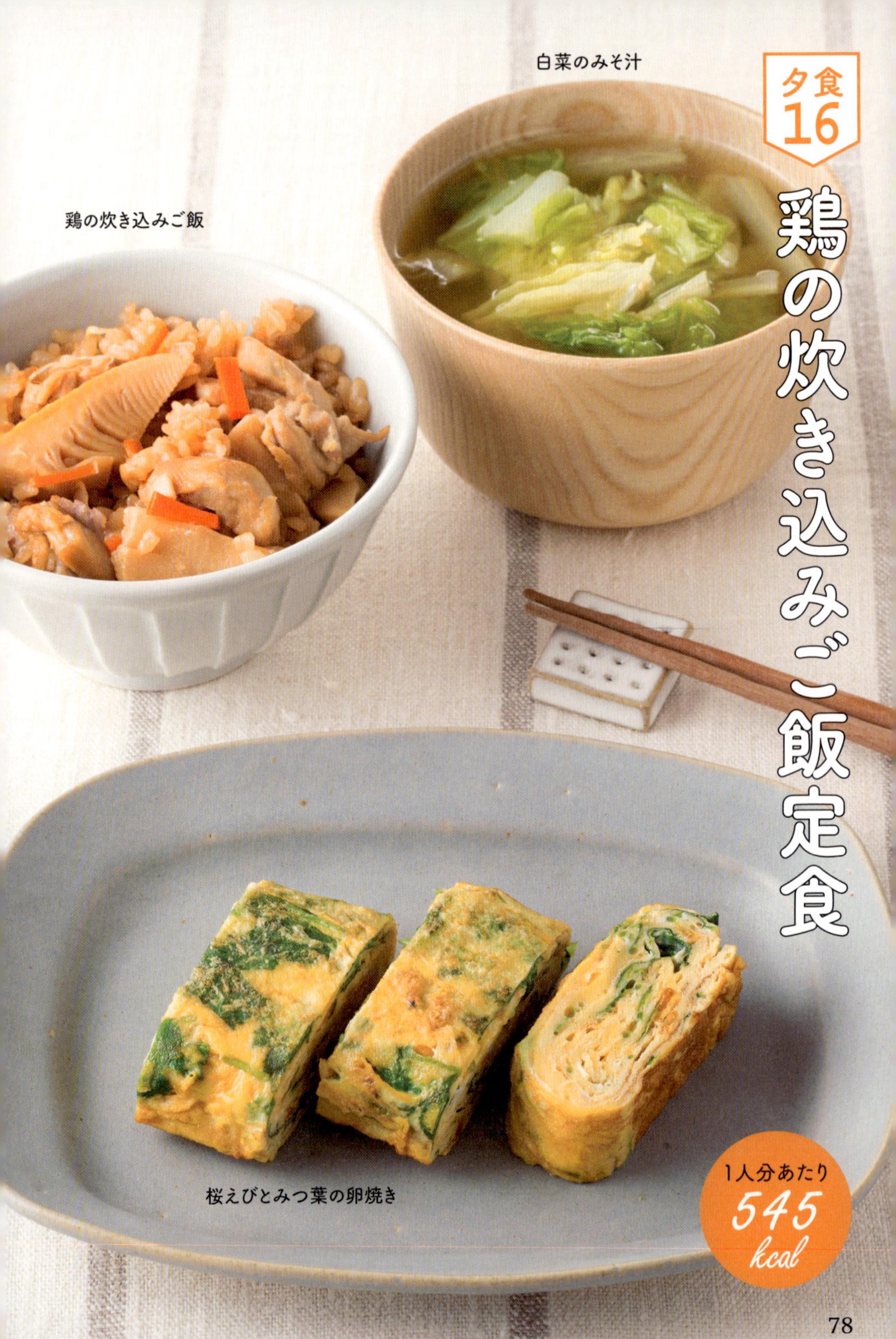

白菜のみそ汁

鶏の炊き込みご飯

桜えびとみつ葉の卵焼き

1人分あたり
545
kcal

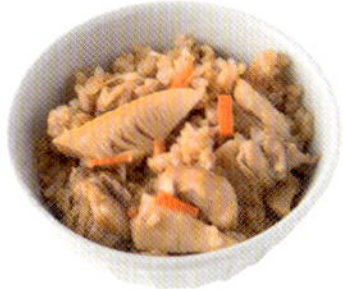

炊飯器だけで作れる簡単激うまレシピ!

鶏の炊き込みご飯

材料（4人分）※作りやすい分量

米……2合
鶏もも肉……200g
にんじん……1/3本
茹でたけのこ……80g
しょうが……1/2かけ
Ⓐ【しょうゆ…大さじ2、酒・砂糖…各大さじ1】

作り方

1 米は洗って水けをきり、30分以上、水に浸けておく。

2 鶏もも肉は1.5cm角に切る。にんじんは3cm長さの細切りに、茹でたけのこは薄切りに、しょうがはせん切りにする。

3 炊飯器に1とⒶを入れ、2合の目盛りまで水を注いで軽く混ぜる。さらに2を入れて、平らにならして普通に炊く。

4 炊き上がったら、上下を返してさっくりと混ぜて、器に盛る。

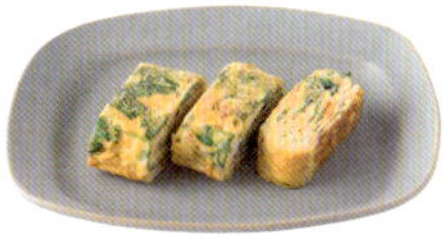

桜えびの旨みがプラス!

桜えびとみつ葉の卵焼き

作り置き可能 2〜3日（冷蔵）

材料（2人分）

卵……2個
Ⓐ【しょうゆ…小さじ1、砂糖…小さじ1/2、塩・こしょう…少々】
桜えび……6g
みつ葉（ざく切り）……1束
ごま油……適量

作り方

1 ボウルに卵を割りほぐし、Ⓐを加えて混ぜる。桜えびとみつ葉も加え、軽く混ぜる。

2 卵焼き器にごま油を塗り広げてから火にかけ、1を入れて、だし巻き卵の要領で焼き上げる。粗熱が取れたら取り出し、食べやすい大きさに切り分けたら器に盛る。

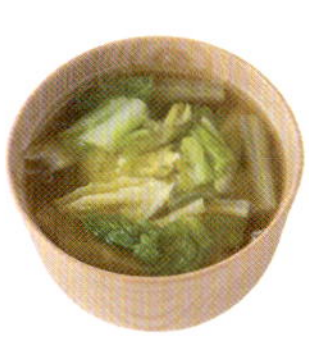

白菜の優しい甘み!

白菜のみそ汁

材料（2人分）

白菜……2枚
煮干しだし……1・1/2カップ
みそ……大さじ1強

作り方

1 白菜は芯《しん》と葉に分け、葉はざく切りに、芯は4cm長さに切ってから縦に細切りにする。

2 鍋に煮干しだしと1の白菜の芯を入れて強火にかける。煮立ったら中火にして、さらに2〜3分煮る。1の白菜の葉を加え、葉がしんなりしたら、みそを溶き入れて、器に盛る。

夕食17

肉じゃが定食

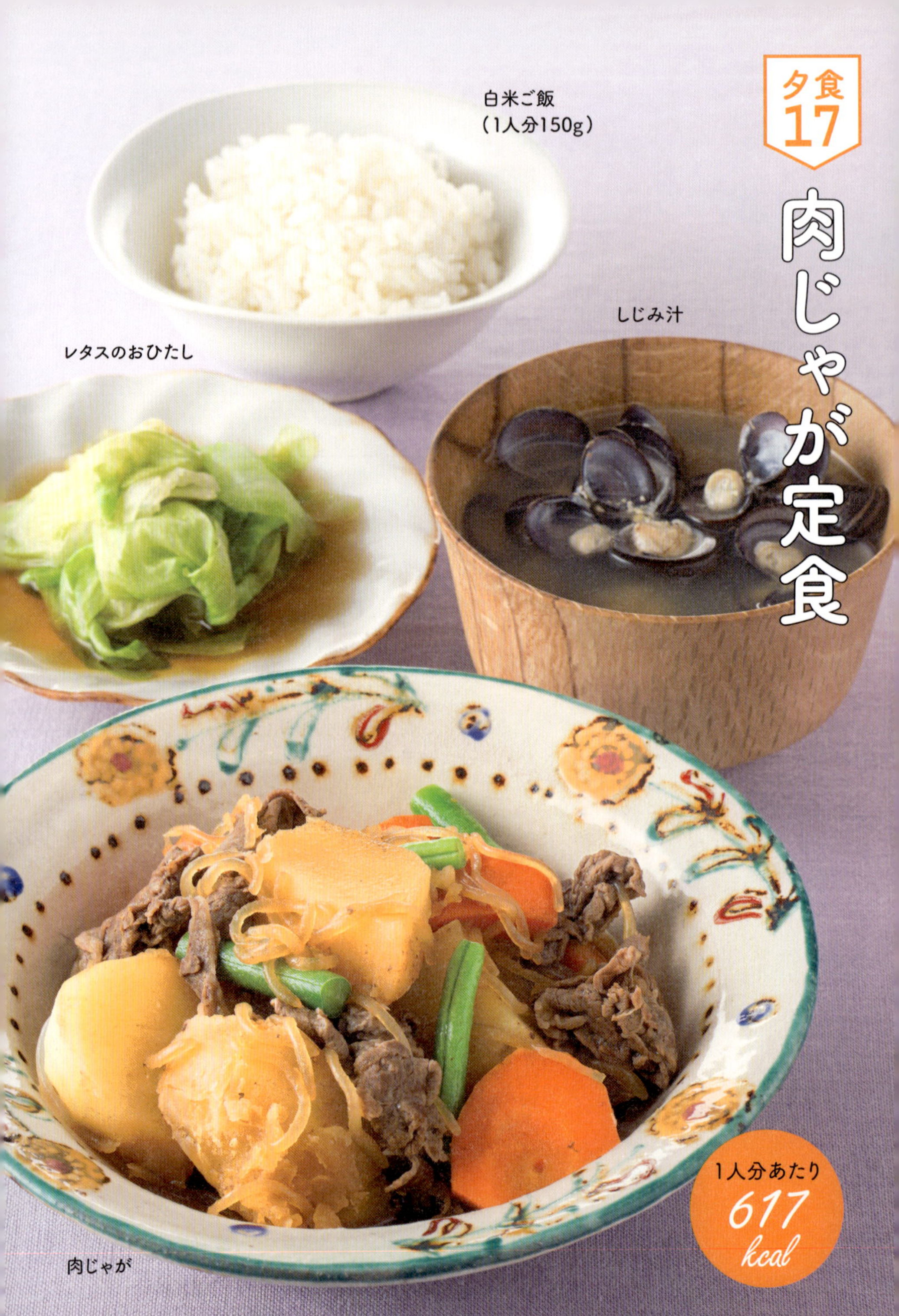
白米ご飯
（1人分150g）
しじみ汁
レタスのおひたし
肉じゃが
1人分あたり
617
kcal

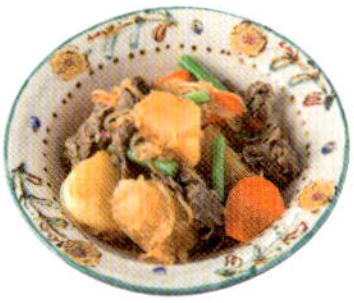

最後に鍋を回すと味が均一に

肉じゃが

作り置き可能
3～4日
（冷蔵）

材料（2人分）

じゃがいも……2個（300g）
にんじん……1/2本
白滝……1/2袋
さやいんげん……4本（30g）
ごま油……大さじ1/2
牛肉（切り落とし）……130g
煮干しだし……1～1・1/2カップ
酒……大さじ1
砂糖……大さじ1・1/2
しょうゆ……大さじ1・1/3

※さやいんげんは、1日に125g以上食べるとポリオールの許容量を超えるので注意。

作り方

1 じゃがいもは皮をむき、ひと口大に切る。にんじんはひと口大の乱切りにする。白滝は水洗いしてから水けをきり、食べやすい長さに切る。さやいんげんは3cm長さに切る。

2 鍋にごま油を入れて火にかけ、牛肉を1/4量だけ焼きつけるように炒める。肉の色が変わったら1のじゃがいもとにんじんを加え、全体に油が回るように炒め合わせる。

3 煮干しだしと1の白滝を加えて煮る。煮立ったら、残りの牛肉を広げ乗せ、酒を加えて5～6分煮る。砂糖としょうゆを加えて、さらに約10分煮る。

4 1のさやいんげんを加え、フタをして2～3分蒸し煮したら器に盛る。

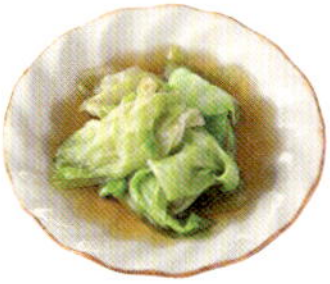

刻み海苔をかけても美味

レタスのおひたし

作り置き可能
2～3日
（冷蔵）

材料（2人分）

レタス……1/2個
Ⓐ【煮干しだし…1/2カップ、しょうゆ…小さじ2、砂糖…小さじ1】

作り方

1 レタスはひと口大にちぎる。

2 鍋にⒶを入れて火にかけ、煮立ったら1を加える。レタスがしんなりしたら火を止め、器に盛る。

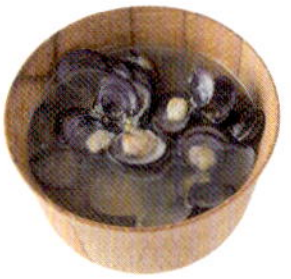

しじみのエキスが凝縮！

しじみ汁

材料（2人分）

しじみ（殻つき・砂抜きしたもの）
……120g
酒……大さじ1
水……1・1/2カップ
みそ……小さじ1

作り方

1 しじみは殻をこすり合わせてよく洗い、水けをきる。

2 鍋に1と酒、水を入れて強めの中火にかける。アクを取り、しじみの殻が空いたら、みそを溶き入れる。ひと煮したら器に盛る。

夕食
18

豚しゃぶサラダ定食

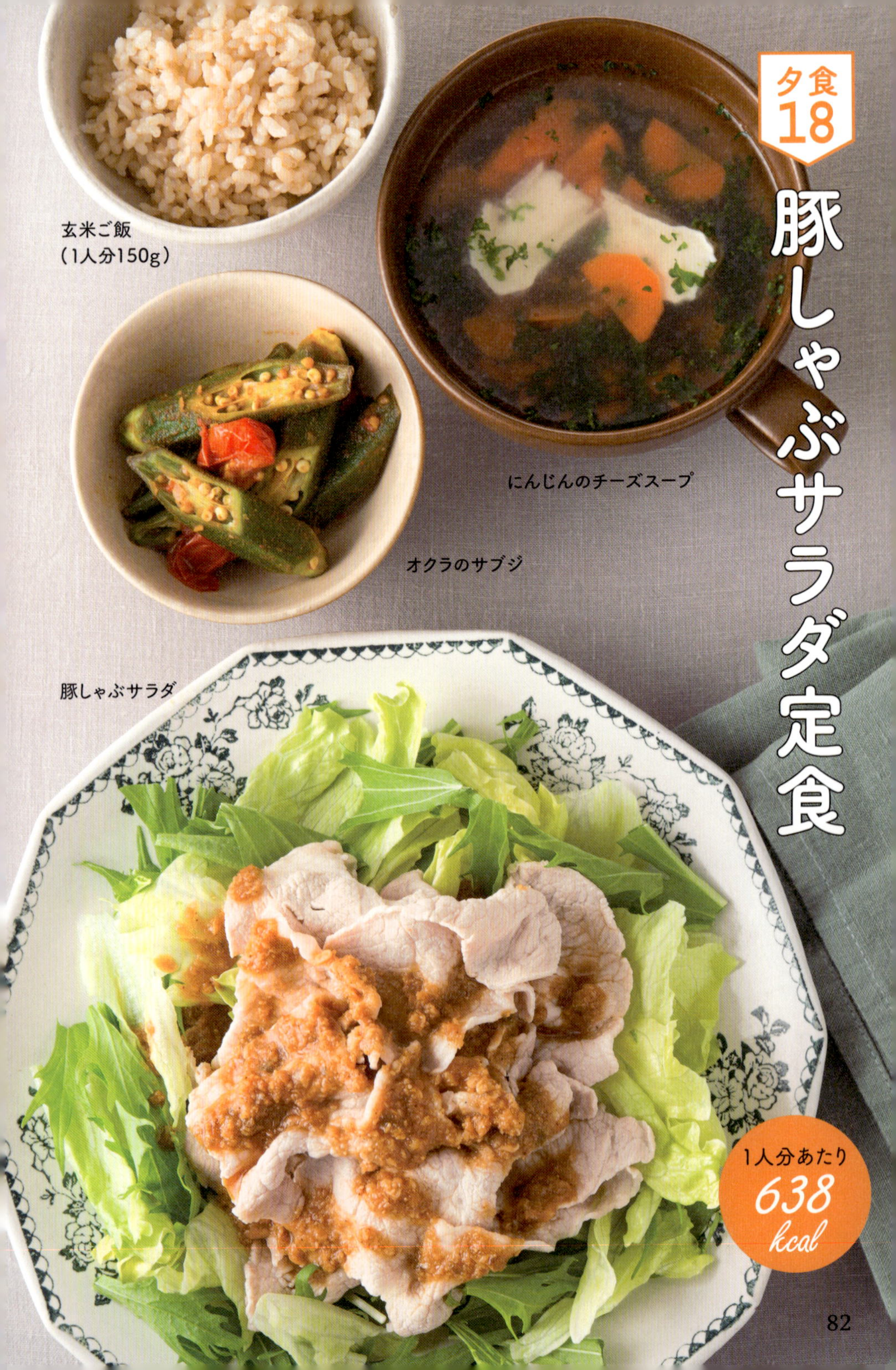

玄米ご飯
（1人分150g）

にんじんのチーズスープ

オクラのサブジ

豚しゃぶサラダ

1人分あたり
638
kcal

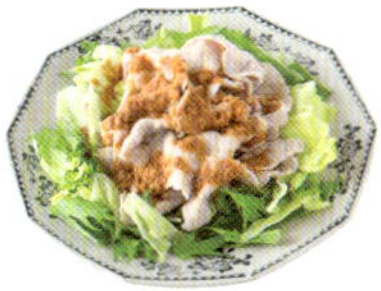

全体をよく混ぜてからいただきます!

豚しゃぶサラダ

材料（2人分）

レタス……………4～5枚
水菜……………2株
豚ロースしゃぶしゃぶ用肉……160g
Ⓐ【白すりごま・みそ・酢…各大さじ1、砂糖・しょうゆ…各小さじ1、ごま油・ゆずこしょう…各小さじ1/2】

作り方

1 レタスはひと口大にちぎる。水菜はざく切りにする。

2 鍋にたっぷりの湯を沸かす。コップ1杯の水を入れて湯温を下げたら（約80℃）、豚肉をさっと茹で、ざるに上げて水けをきる。

3 器に1を盛り合わせ、2の豚肉をのせ、最後にⒶをよく混ぜたタレをかける。

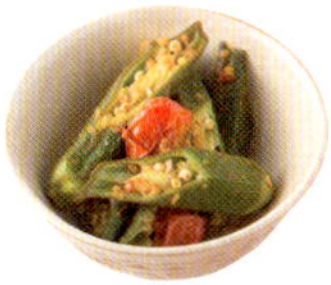

簡単に作れるインドの家庭料理

オクラのサブジ

作り置き可能
3～4日
（冷蔵）

材料（2人分）

オクラ……………8本
ミニトマト……………6個
オリーブ油……………小さじ1
しょうが（みじん切り）………1/3かけ
カレー粉……………小さじ1/2
Ⓐ【白ワイン（甘くないもの）…大さじ1、塩…小さじ1/4、こしょう…少々】

※オクラは、1日に9本以上食べるとフルクタンの許容量を超えるので注意。

作り方

1 オクラはヘタとガクをむき、斜め半分に切る。ミニトマトはヘタを取り、半分に切る。

2 フライパンにオリーブ油、しょうが、カレー粉と1のミニトマトを入れて炒める。

3 ミニトマトが煮崩れたら、1のオクラとⒶを加える。煮立ったら水分を飛ばすように炒め、器に盛る。

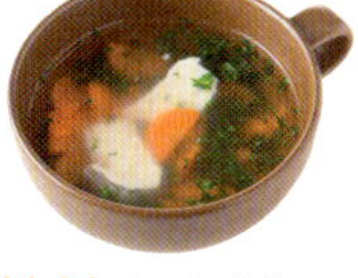

チーズがとろ～り絶品!

にんじんのチーズスープ

材料（2人分）

にんじん……………1/3本
オリーブ油……………小さじ1/2
水……………1・1/2カップ
塩・こしょう……………少々
パセリ（みじん切り）…………大さじ1
カマンベールチーズ……………20g

作り方

1 にんじんは薄い半月切りにする。

2 鍋にオリーブ油と1を入れてさっと炒める。水を入れて強火にかけ、塩、こしょうで味を調える。

3 パセリを加えてひと煮し、器に盛る。最後に、薄切りにしたカマンベールチーズをのせる。

夕食19

ふわふわ鶏つくね定食

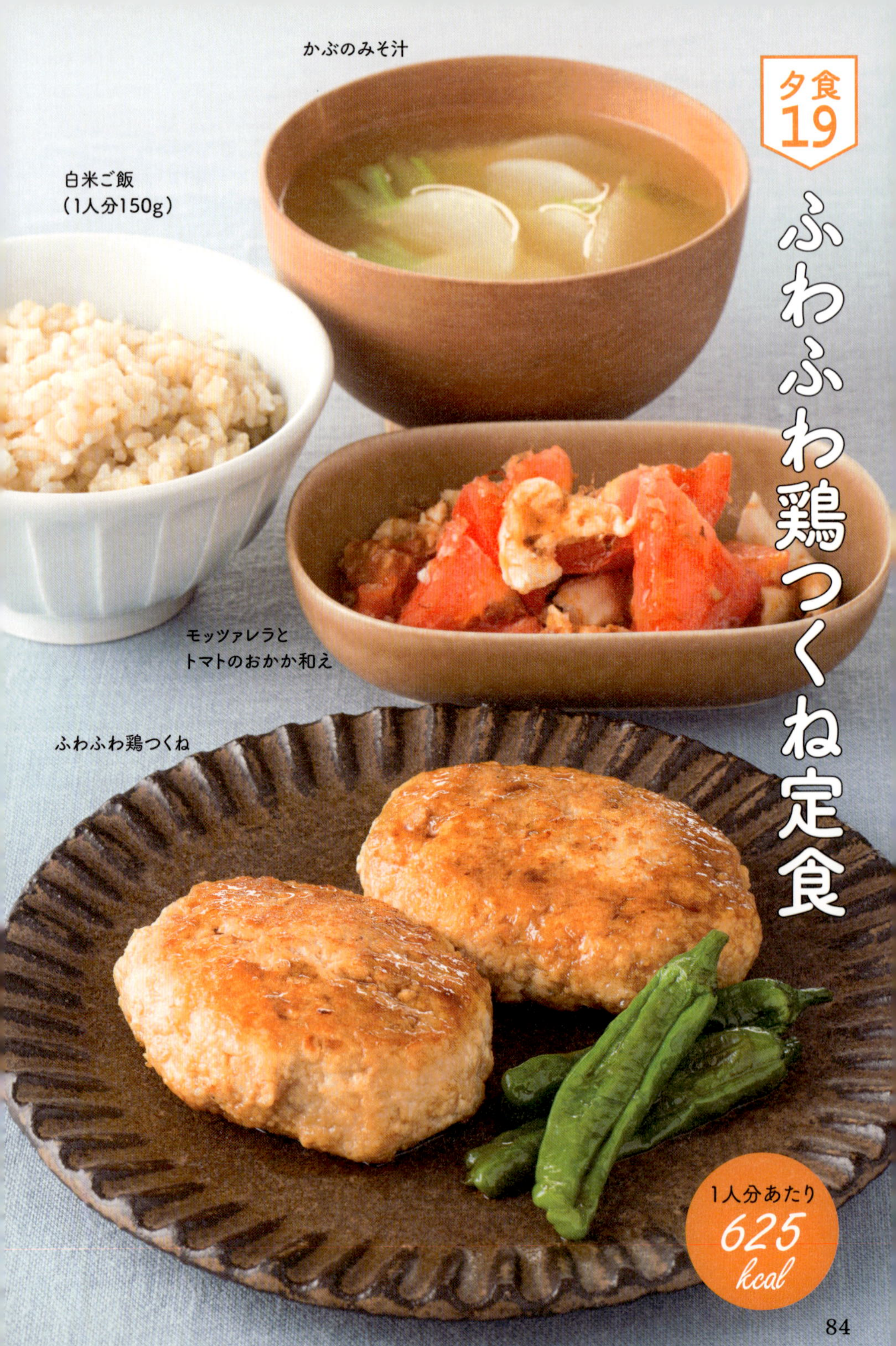

かぶのみそ汁

白米ご飯
（1人分150g）

モッツァレラと
トマトのおかか和え

ふわふわ鶏つくね

1人分あたり
625
kcal

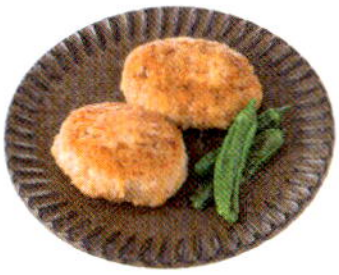

木綿豆腐でボリュームアップ！

ふわふわ鶏つくね

作り置き可能
3～4日
(冷蔵)

材料 (2人分)

木綿豆腐 ………… 1/3丁
鶏ひき肉 ………… 180g
片栗粉 ………… 大さじ1
みそ・おろししょうが …… 各小さじ1
ごま油 ………… 大さじ1/2
ししとう ………… 6本
ポン酢しょうゆ ………… 大さじ3

作り方

1 木綿豆腐はキッチンペーパーで包み、耐熱皿にのせる。ラップをせずに電子レンジ(600W)で1分加熱し、水けをきっておく。

2 ボウルなどに鶏ひき肉と片栗粉を入れて混ぜる。粘りが出たら1、みそ、おろししょうがを加え、滑らかになるまで混ぜたら、4等分の小判形に丸める。

3 フライパンにごま油を熱し、2を並べ入れて2～3分焼く。フライパンの空き部分にししとうを入れ、転がしながら焼いて、焼き色がついたら取り出す。

4 つくねは焼き色がついたら裏に返し、フタをして弱火で5～6分蒸し焼きにする。フタを取ってポン酢を加え、照りが出るまで焼き絡める。器に盛り、3のししとうを添える。

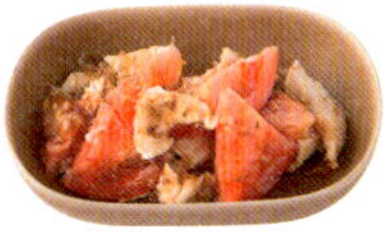

カマンベールチーズで代用してもOK

モッツァレラとトマトのおかか和え

材料 (2人分)

トマト ………… 1個
モッツァレラチーズ ………… 40g
しょうゆ ………… 小さじ2
かつお節 ………… 小1パック(3g)

作り方

1 トマトはひと口大に切る。モッツアレラチーズは粗く裂く。

2 ボウルにしょうゆとかつお節を入れて混ぜる。さらに1を加えて、よく和えたら器に盛る。

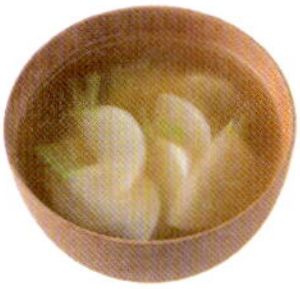

かぶの優しい甘みが際立つ！

かぶのみそ汁

材料 (2人分)

かぶ ………… 1個(80g)
煮干しだし ………… 1・1/2カップ
みそ ………… 大さじ1

作り方

1 かぶは茎を2cmほど残して葉を切り落とす。皮をむき、縦半分に切ってから5mm幅に切る。

2 鍋に煮干しだしを入れて火にかけ、煮立ったら1を加えて5分ほど煮る。かぶが透き通ったら、みそを溶き入れ、ひと煮したら器に盛る。

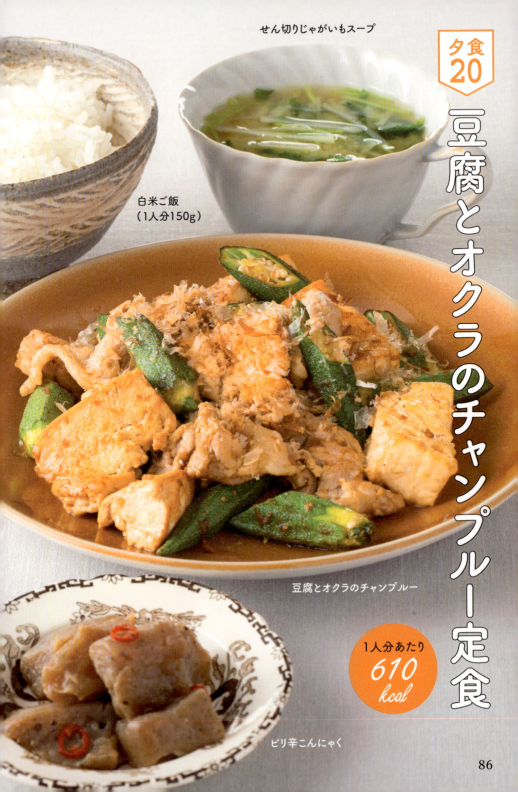

夕食20

豆腐とオクラのチャンプルー定食

1人分あたり 610kcal

せん切りじゃがいもスープ

白米ご飯（1人分150g）

豆腐とオクラのチャンプルー

ピリ辛こんにゃく

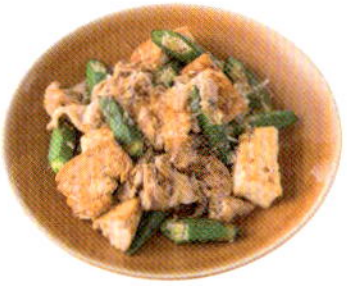

ゴーヤが苦手な人にオススメ!

豆腐とオクラのチャンプルー

材料（2人分）

木綿豆腐……1/2丁（150g）
オクラ……8本
ごま油……大さじ1/2
しょうが（みじん切り）……1/2片
豚こま切れ肉……100g
Ⓐ【しょうゆ…小さじ2、砂糖…小さじ1/2、塩・こしょう…少々】
溶き卵……1個分
かつお節……1/2袋（3g）

※オクラは、1日に9本以上食べるとフルクタンの許容量を超えるので注意。

作り方

1 木綿豆腐はキッチンペーパーで包み、耐熱皿にのせて電子レンジ（600w）で2分加熱して水けをきる。オクラはヘタとガクをむき、斜め半分に切る。

2 フライパンにごま油としょうがを入れて火にかける。香りが立ったら、1の木綿豆腐を手で大きめに崩してから並べ入れ、表面に焼き色をつけながら焼く。豚こま切れ肉を加え、肉の色が変わったら1のオクラを加えてさらに炒め、Ⓐで味を調える。

3 溶き卵を回し入れ、半熟状になったら器に盛り、かつお節をのせる。

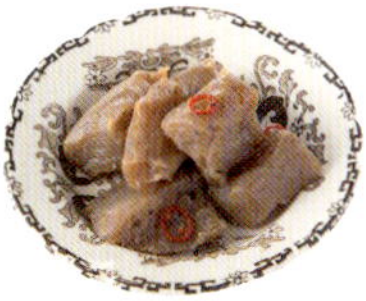

「バリバリ」と音がするまでしっかり炒めよう

作り置き可能 5～6日（冷蔵）

ピリ辛こんにゃく

材料（2人分）

こんにゃく……小1袋（150g）
ごま油……小さじ1
Ⓐ【しょうゆ・酒…各大さじ1/2、砂糖…小さじ1、赤唐辛子（輪切り）…ひとつまみ】

作り方

1 こんにゃくは1cm角大程度にちぎる。

2 鍋にごま油を熱し、1を入れて、余分な水分を飛ばしながら炒める。

3 Ⓐを加えて、汁けがなくなるまで炒め煮にしたら器に盛る。

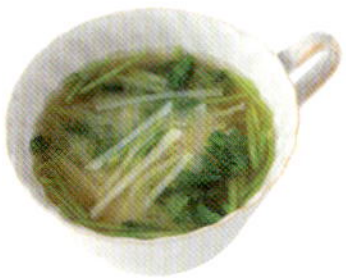

シャキシャキじゃがいもの新食感!

せん切りじゃがいもスープ

材料（2人分）

じゃがいも……1個
みつ葉……1/2束
Ⓐ【水…1・1/2カップ、しょうゆ…小さじ1、砂糖…ひとつまみ】
塩・こしょう……少々

作り方

1 じゃがいもはせん切りにしてから、さっと水にさらし、水けをきる。みつ葉はざく切りにする。

2 鍋にⒶを入れて強火で煮立てる。1のじゃがいもを加えたら、中火にして4～5分煮る。みつ葉を加え、塩とこしょうで味を調えたら器に盛る。

夕食21

タラのブイヤベース風定食

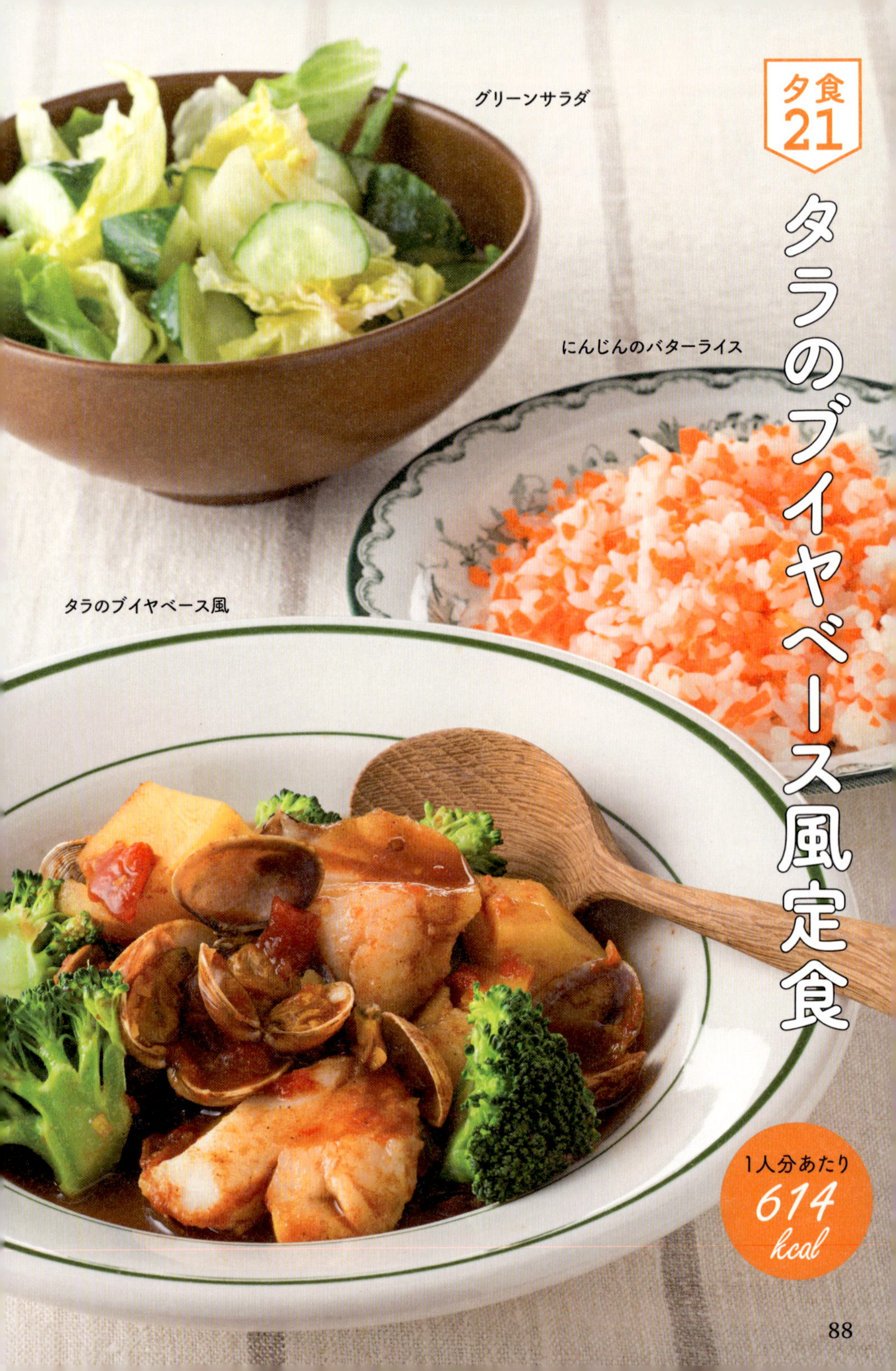
グリーンサラダ
にんじんのバターライス
タラのブイヤベース風

1人分あたり 614 kcal

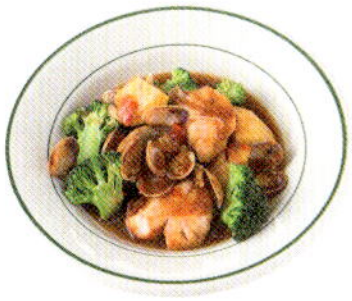

魚介のエキスたっぷりの至福のスープ

タラのブイヤベース風

材料（2人分）

- 生タラ……2切れ（180g）
- 塩・こしょう……少々
- あさり（殻つき）……200g
- じゃがいも……1個
- ブロッコリー……1/4株（60g）
- オリーブ油……小さじ2
- しょうが（みじん切り）……1/2かけ
- カレー粉……小さじ1
- 白ワイン……大さじ3
- 水……1・1/2カップ
- トマト水煮……200g
- ウスターソース……大さじ1/2
- 塩・こしょう……少々

※ブロッコリーは、1日に270g以上食べるとフルクタンが許容量を超えるので注意。

作り方

1. 生タラはキッチンペーパーで挟んで余分な水けを取り、半分に切ってから両面に塩、こしょうを振る。あさりは砂抜きをし、殻をこすり合わせてよく洗う。じゃがいもは皮をむいてひと口大に切る。ブロッコリーは食べやすい大きさに切る。
2. 鍋にオリーブ油、しょうが、カレー粉を入れて炒める。香りが立ったら、白ワインを加え、煮立ったら水と1のじゃがいもを加え、フタをして10分煮る。
3. フタを取り、トマト水煮、ウスターソース、1のあさりと生タラ、ブロッコリーを加え、ときどきかき混ぜながらあさりの殻が開くまで煮込む。塩、こしょうで味を調えたら、器に盛る。

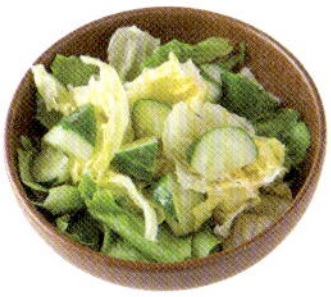

マイルドな酸味の万能ドレッシングが決め手！

グリーンサラダ

材料（2人分）

- レタス……2～3枚
- きゅうり……1本
- Ⓐ【オリーブ油・レモン汁…各大さじ1、マスタード…小さじ1、砂糖…小さじ1/2、塩…小さじ1/4、こしょう…少々】

作り方

1. レタスはひと口大にちぎる。きゅうりは小さめの乱切りにする。
2. ボウルにⒶを入れてよく混ぜる。1を加えて、よく混ぜ合わせたら器に盛る。

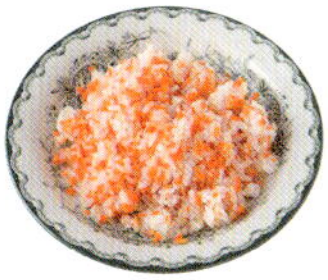

見た目も食感もおいしい！

にんじんのバターライス

材料（2人分）

- にんじん……1/2本
- バター……10g
- 温かいご飯……300g

作り方

1. にんじんはみじん切りにして、バターとともに耐熱皿に入れ、電子レンジ（600W）で1分30秒加熱する。
2. 温かいご飯に1を加えて、さっくりと混ぜたら器に盛る。

昼食の献立

2週間レシピ

和食と洋食だけでなく、アジア料理も楽しめる昼食レシピです。味はおいしく、見た目もオシャレで、まるでカフェご飯！

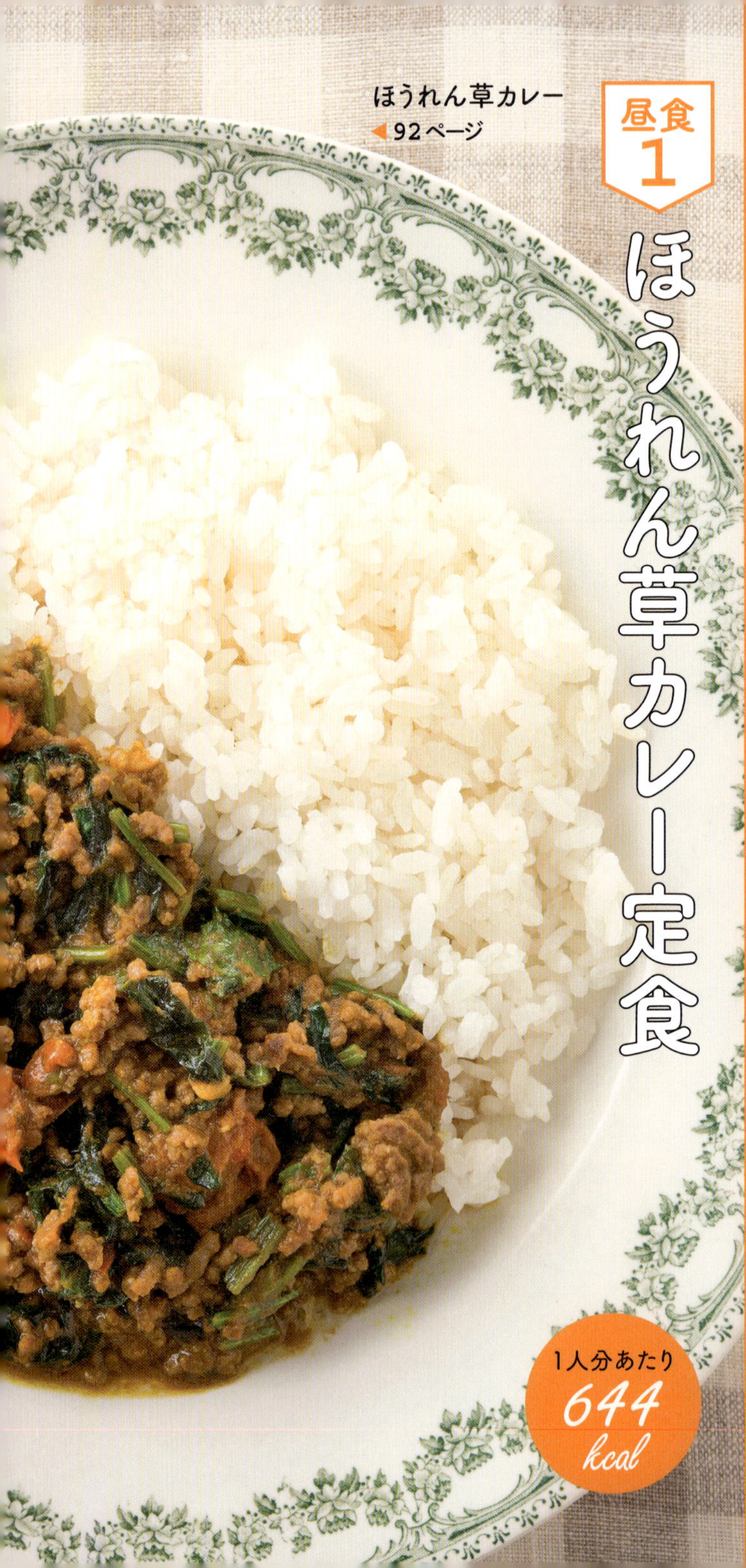

昼食
1

ほうれん草カレー定食

ほうれん草カレー
◀92ページ

1人分あたり
644
kcal

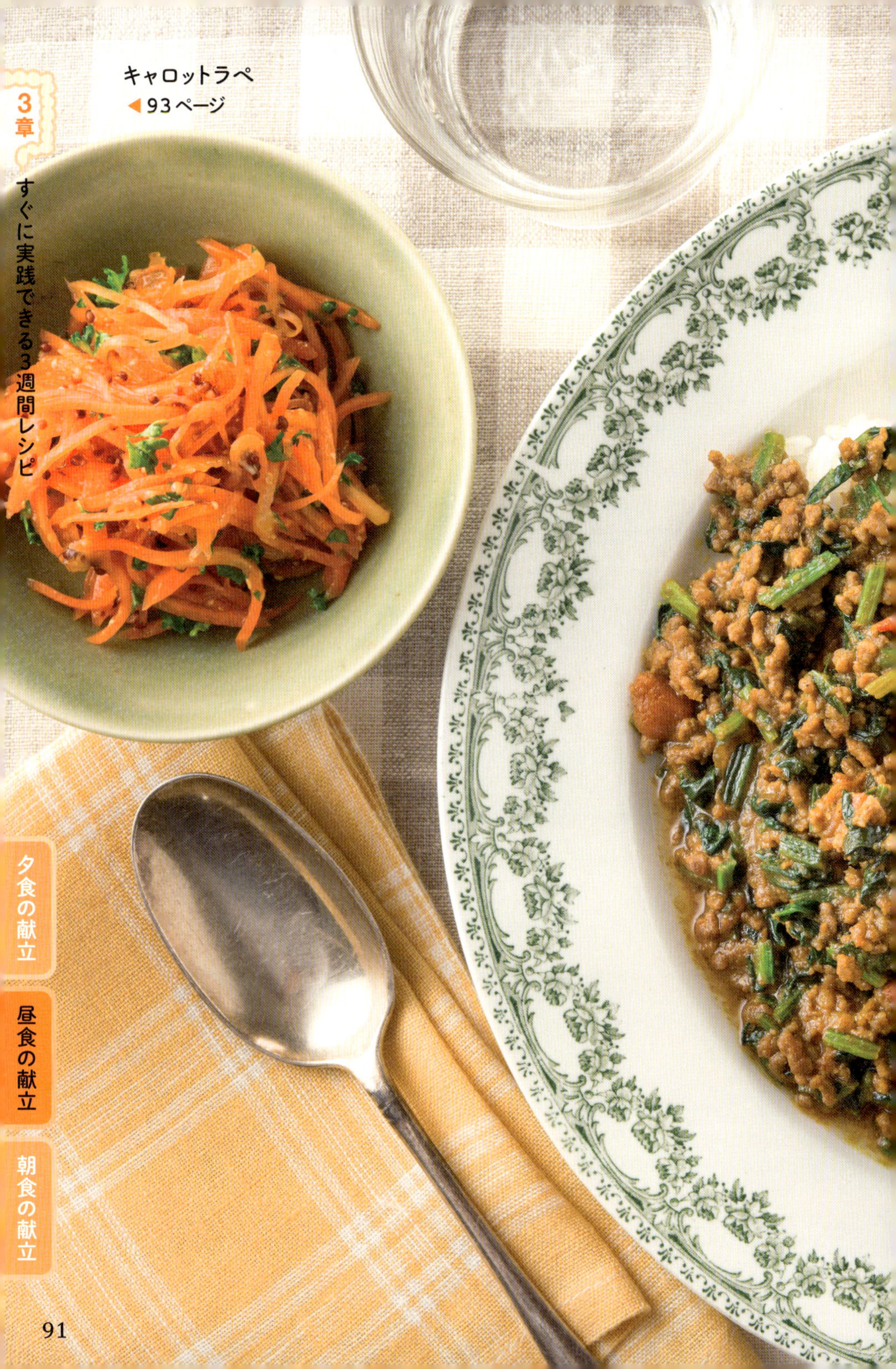

キャロットラペ
◀93ページ

昼食の献立のポイント

**パパッと簡単に作れて
栄養もボリュームもたっぷり！**

平日でも休日でも手軽に作れて、栄養バランスとボリュームにもこだわりました。おなかも心も大満足の昼食レシピです。外食気分が味わえて、家族も喜ぶ絶品レシピが勢ぞろいしています。

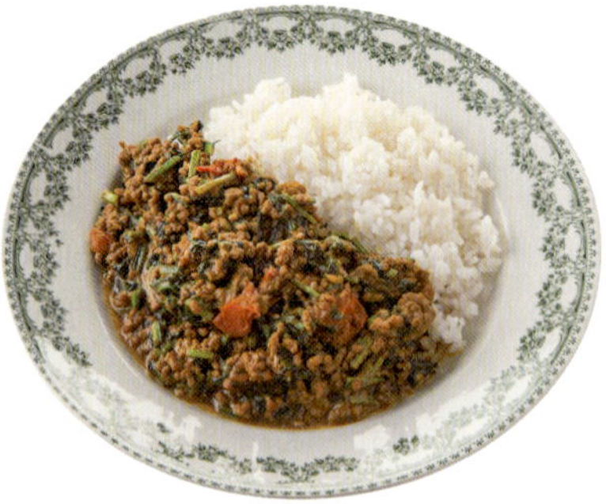

ルーは作り置き可能
3～4日
（冷蔵）

市販のルーを使わない
低 FODMAP カレー

ほうれん草カレー

材料（2人分）

ほうれん草……1束
トマト……大1個（200g）
オリーブ油……大さじ1/2
しょうが（みじん切り）……1/2 かけ
牛ひき肉……150g
カレー粉……大さじ1・1/2
砂糖……小さじ2
Ⓐ【水…1/3 カップ、ウスターソース…大さじ1、みそ…小さじ2】
塩・こしょう……少々
ご飯……300g

作り方

1 鍋に湯を沸かし、ほうれん草をさっと茹でてから粗く刻み、水けをしっかりと絞る。トマトはひと口大のざく切りにする。

2 鍋にオリーブ油としょうがを入れて炒め、香りが立ったら牛ひき肉、1のトマト、カレー粉、砂糖を加えてさらに炒める。トマトが煮崩れたら、Ⓐを加えて、汁けがなくなるまで混ぜながら煮つめる。

3 1のほうれん草を加えて、塩、こしょうで味を調える。器にご飯を盛り、ルーをかける。

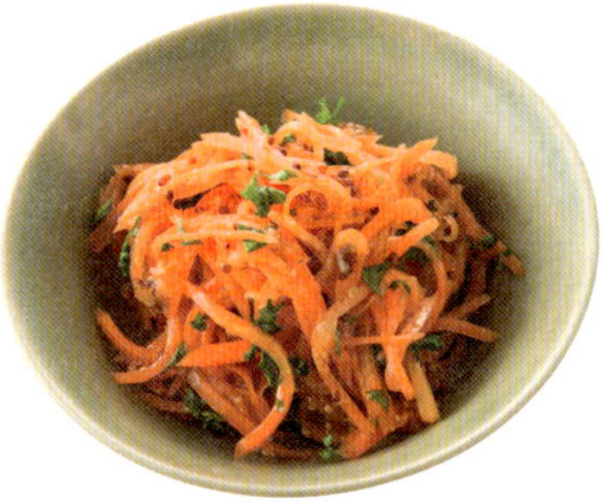

せん切り用の
スライサーを使うと便利！

キャロットラペ

作り置き可能
4〜5日
（冷蔵）

材料（2人分）

にんじん……2/3本
塩……小さじ1/3
Ⓐ【レモン汁・粒マスタード・マーマレード…各小さじ2、オリーブ油…小さじ1】
パセリ（みじん切り）……大さじ1

作り方

1 にんじんはせん切りにし、塩をまぶしてよくもみ込む。

2 ボウルにⒶと水けを絞った1を入れて、よく混ぜる。パセリを加え、軽く混ぜたら器に盛る。

ミニコラム 外食をするときのポイントは？

低FODMAP食事法を実践しているなかで、どうしても外食をしなければならない日もあるかもしれません。そのときは、なるべく和食を選びましょう。和食は、ほかの料理に比べて高FODMAP食品が使われることが少ないのでお勧めです。もちろん、和食でも高FODMAP食品があれば、避けるようにしましょう。一方、ラーメンやハンバーガー、ピザなどのファストフード、パン食は厳禁です。お店によっては、小麦粉が使われていないグルテンフリー食が提供されている場合もありますが、高FODMAP食品が混ざっていないか注意しましょう。

昼食2

レタスと鮭のチャーハン定食

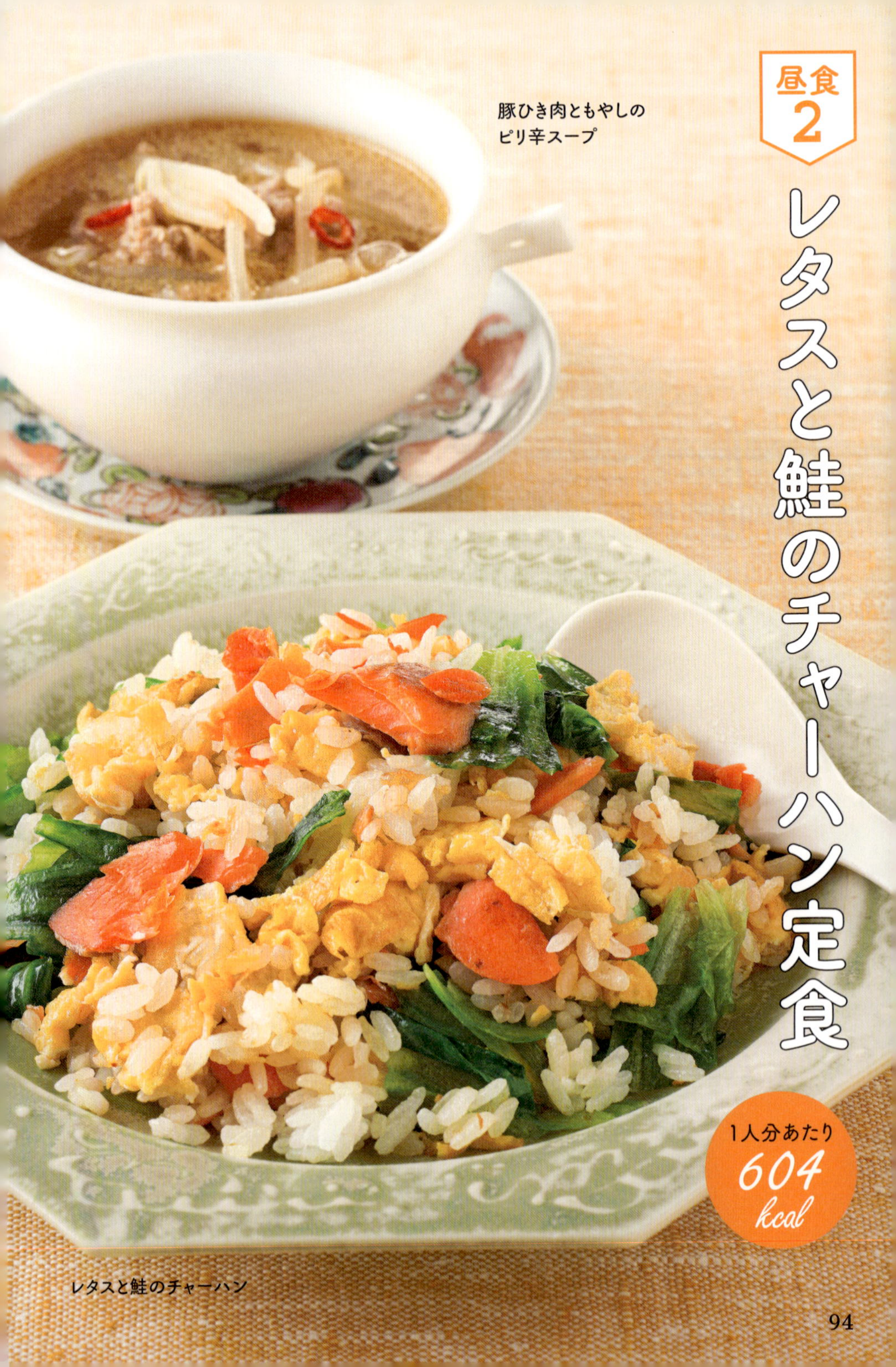

豚ひき肉ともやしのピリ辛スープ

レタスと鮭のチャーハン

1人分あたり 604 kcal

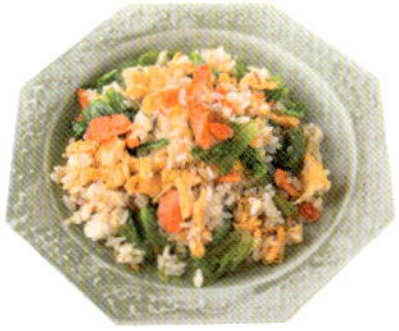

レタスに火を通しすぎないのがコツ

レタスと鮭のチャーハン

材料（2人分）

- レタス……4枚（60g）
- 鮭（甘塩）……大1切れ（120g）
- 酒……大さじ1
- ごま油……大さじ1/2
- しょうが（みじん切り）……1/2片
- 溶き卵……2個分
- ご飯……300g
- しょうゆ……大さじ1/2
- 塩・こしょう……少々

作り方

1. レタスはひと口大にちぎる。
2. 鍋に湯を沸かし、鮭と酒を入れて4～5分茹でる。鮭を取り出して水けを取り、骨と皮を除いたら、粗くほぐす。
3. フライパンにごま油としょうがを入れて、火にかける。香りが立ったら強火にし、溶き卵を一気に流し入れて大きく混ぜる。半熟状になったら、ご飯を加えて、ほぐしながら炒める。
4. 1と2を加え、さらに炒める。しょうゆを回し入れて、塩、こしょうで味を調えたら器に盛る。

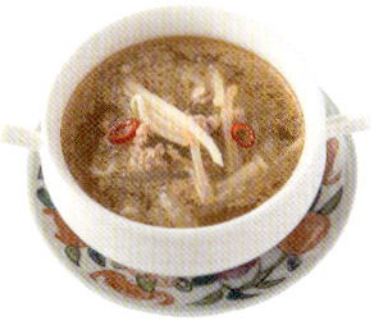

チャーハンとの相性抜群！

豚ひき肉ともやしのピリ辛スープ

材料（2人分）

- ごま油……小さじ1
- 豚ひき肉……50g
- Ⓐ【水…300㎖、砂糖…小さじ2、しょうゆ…小さじ1、赤唐辛子…ひとつまみ】
- もやし……1/2袋
- みそ……大さじ1
- 白すりごま……大さじ2

作り方

1. 鍋にごま油を熱し、豚ひき肉をほぐしながら炒める。肉の色が変わったらⒶを入れ、煮立てる。アクを取り、もやしを加える。
2. 再度煮立ったら火を弱めて、3～4分煮る。みそを溶き入れ、白すりごまを加えて軽く混ぜたら器に盛る。

夕食の献立
昼食の献立
朝食の献立

昼食3

オクラのガパオライス定食

1人分あたり
602
kcal

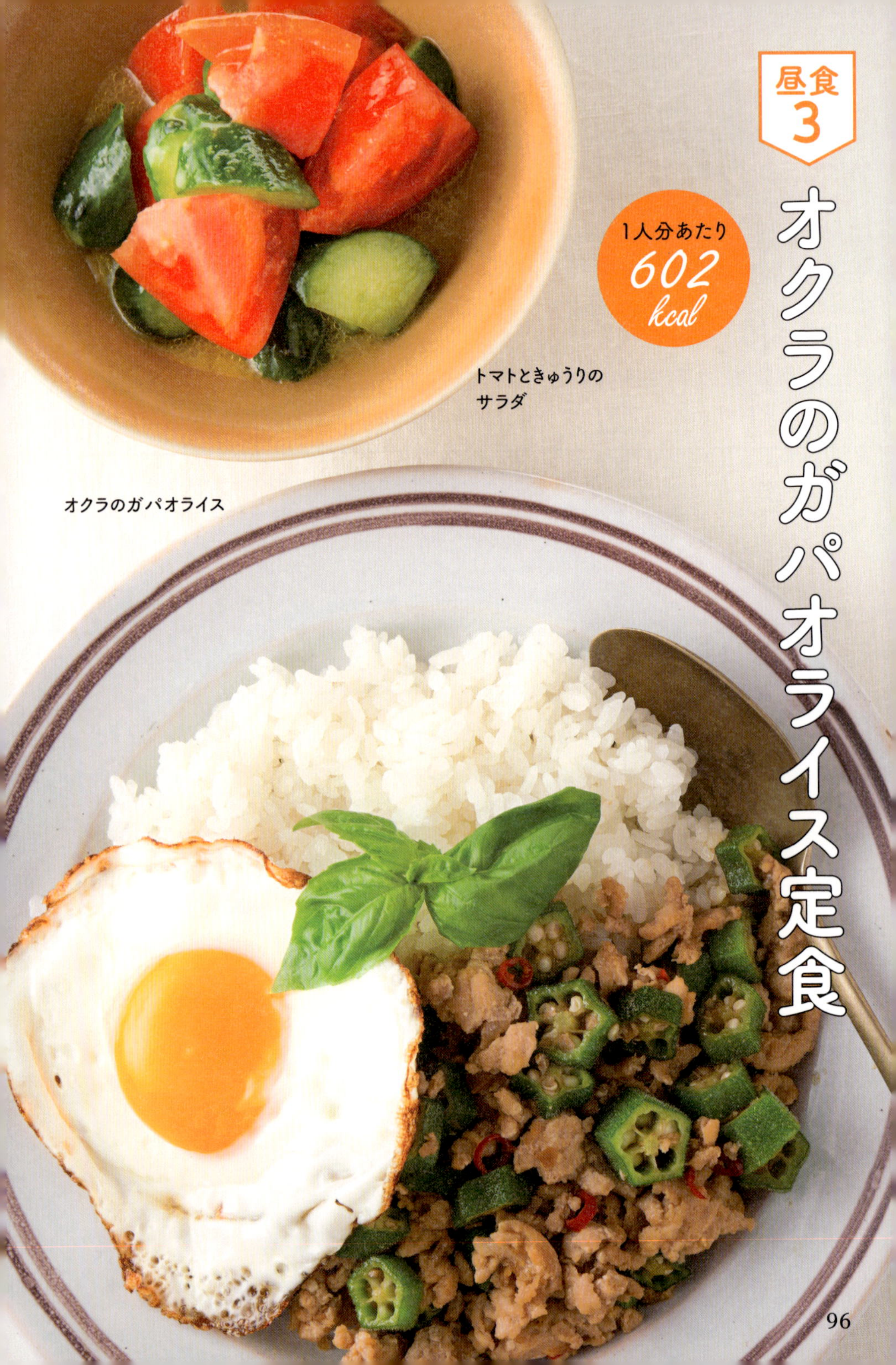

トマトときゅうりの
サラダ

オクラのガパオライス

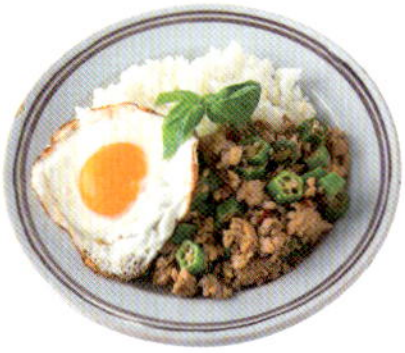

ガパオの部分は作り置き可能
2〜3日（冷蔵）

半熟の目玉焼きを混ぜながら食べたい！

オクラのガパオライス

材料（2人分）

オクラ……8本
オリーブ油……大さじ1
しょうが（みじん切り）……1/2かけ
赤唐辛子（小口切り）……1/2本
鶏ひき肉……140g
Ⓐ【酒…大さじ1、ナンプラー…小さじ2、オイスターソース…小さじ1】
温かいご飯……300g
卵……2個
バジルの葉……適宜

※オクラは、1日に9本以上食べるとフルクタンの許容量を超えるので注意。

作り方

1 オクラはヘタとガクをむき、7〜8㎜幅の小口切りにする。

2 フライパンにオリーブ油（大さじ1/2）、しょうが、赤唐辛子を入れて火にかける。香りが立ったら鶏ひき肉を加えて、ほぐしながら炒める。肉の色が変わったら1を加えてさっと炒め、Ⓐを加えて強めの中火で汁けがなくなるまで炒める。

3 器に温かいご飯を盛り、2をのせる。フライパンをさっと洗ったら、残りのオリーブ油を熱し、卵を1個ずつ割り入れて目玉焼きを作り、上にのせる。お好みでバジルの葉を散らす。

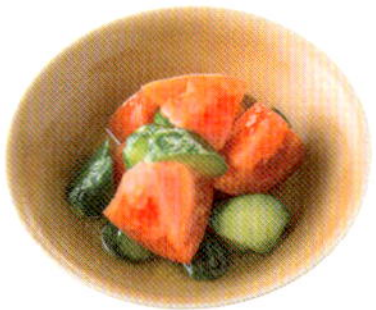

きゅうりは塩で板ずりしておくと食感◎

トマトときゅうりのサラダ

材料（2人分）

トマト……1個
きゅうり……1本
Ⓐ【レモン汁…大さじ1、オリーブ油…大さじ1/2、マスタード…小さじ1、砂糖…小さじ1/2、塩…小さじ1/4】

作り方

1 トマトは、ひと口大よりやや大きめの乱切りにする。きゅうりはひと口大の乱切りにする。

2 ボウルにⒶを入れてよく混ぜる。1を加えて、さらに混ぜて味をなじませたら、器に盛る。

昼食4

サバの三色そぼろ丼定食

1人分あたり
595
kcal

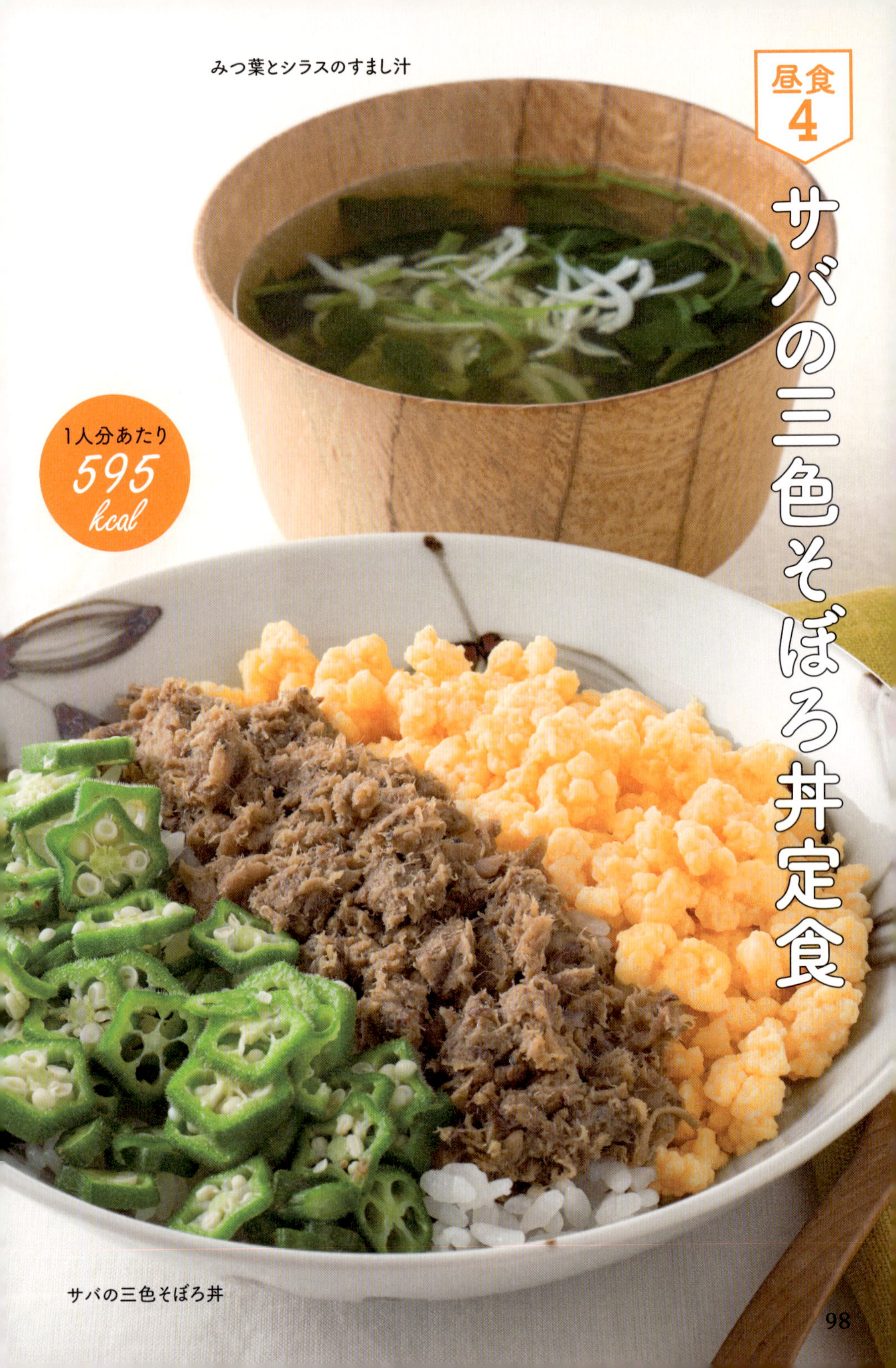

みつ葉とシラスのすまし汁

サバの三色そぼろ丼

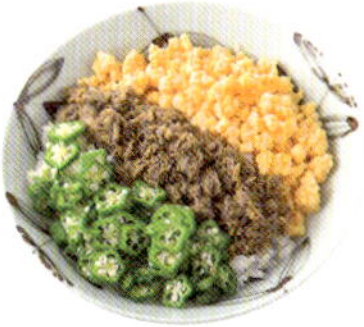

しっとりコク旨のサバそぼろが絶品！

サバの三色そぼろ丼

サバのそぼろは作り置き可能
3〜4日（冷蔵）

材料（2人分）

サバ缶（水煮）………1缶（190g）
A【砂糖…大さじ1、酒…小さじ2、しょうゆ・みそ・おろししょうが…各小さじ1】
溶き卵………2個分
B【酒…大さじ2、砂糖…小さじ2、塩…少々】
オクラ………8本
温かいご飯………300g

※オクラは、1日に9本以上食べるとフルクタンの許容量を超えるので注意。

作り方

1 鍋にサバ缶の中身を汁ごと入れ、Aを加えて火にかける。水けがなくなり、そぼろ状になるまで、ほぐしながら炒める。

2 溶き卵にBを加えて混ぜてから、別の鍋に入れて火にかける。数本の菜箸で混ぜながら、そぼろ状になるまで炒める。

3 オクラは軽く下茹でし、ヘタとガクをむいてから小口切りにする。

4 器に温かいご飯を盛り、その上に1と2と3をのせる。

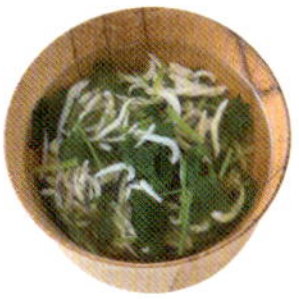

シラスが旨みを引き立たせる！

みつ葉とシラスのすまし汁

材料（2人分）

みつ葉………1/2束
煮干しだし………1・1/2カップ
酒・しょうゆ………各小さじ1
シラス………15g

作り方

1 みつ葉は3〜4cm長さに切る。

2 鍋に煮干しだしを入れ、火にかける。煮立ったら、酒としょうゆを入れる。1とシラスを加えて、ひと煮したら器に盛る。

昼食 5

海鮮ちらし定食

1人分あたり 463 kcal

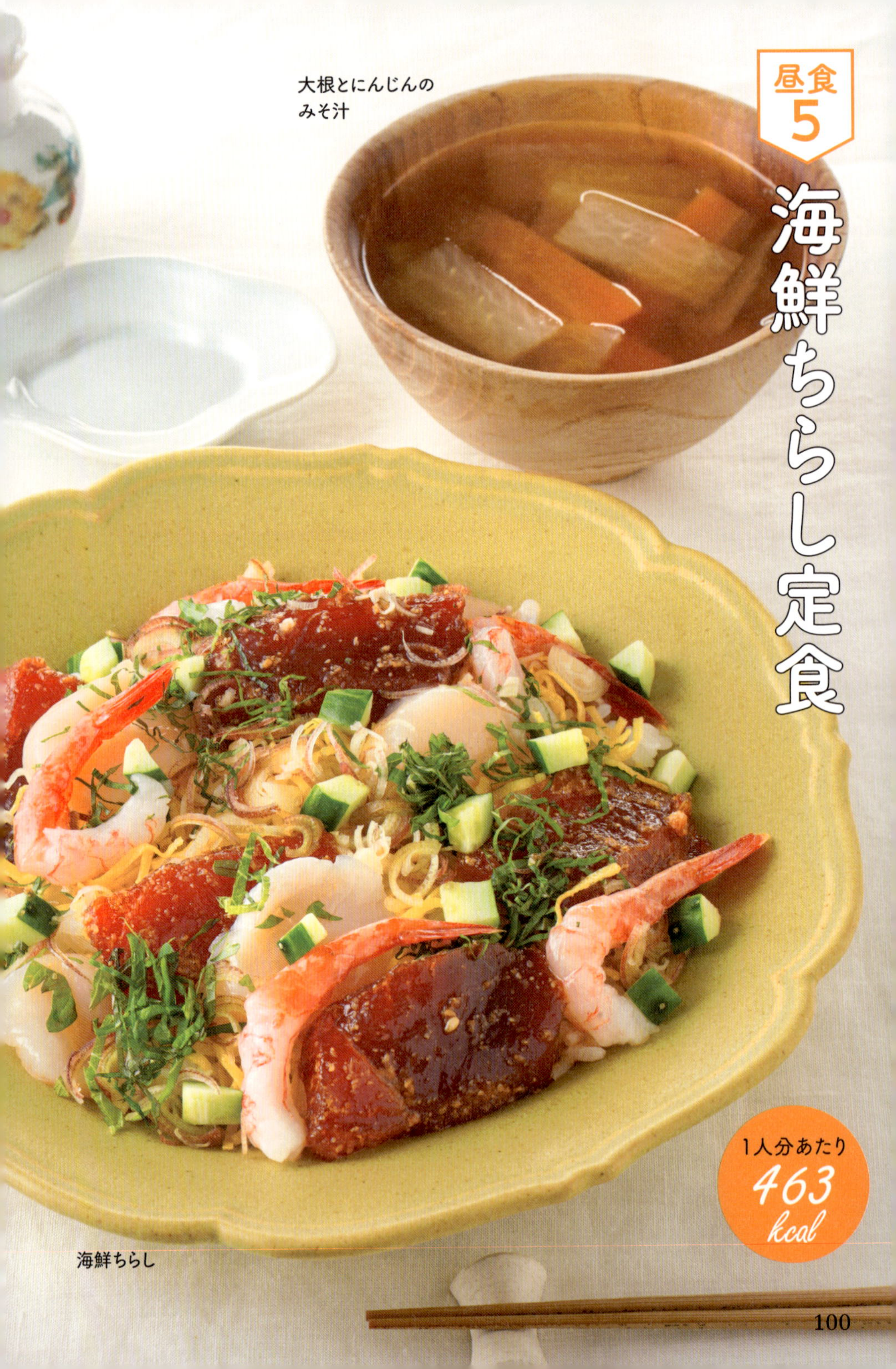

大根とにんじんのみそ汁

海鮮ちらし

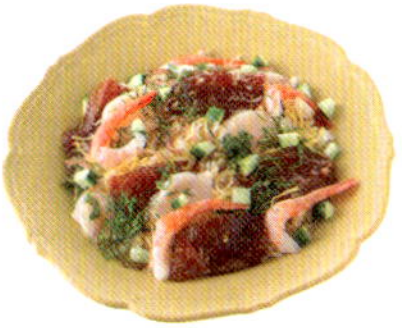

生わさびは低FODMAPなので使用可

海鮮ちらし

材料（2人分）

まぐろ赤身（刺身）	80g
Ⓐ【しょうゆ…小さじ2、白すりごま・酒・砂糖…各小さじ1】	
ほたて貝柱	2個
きゅうり	1/2本
みょうが	2個
しその葉	4枚
溶き卵	1個
砂糖	小さじ1/2
ごま油	小さじ1/2
ご飯	300g
すし酢	20mℓ
甘えび	6本

作り方

1. まぐろはひと口大の薄切りにして、Ⓐを混ぜて漬け込む。ほたて貝柱は、食べやすい大きさに切る。きゅうりは5㎜角に切り、みょうがは小口切りに、しその葉はせん切りにする。溶き卵は砂糖を混ぜておく。
2. フライパンにごま油を薄く敷いて熱し、1の溶き卵を入れて薄焼き卵を作る。粗熱が取れたら、細切りにして錦糸卵を作る。
3. 温かいご飯に、すし酢と1のきゅうりを加えて混ぜて、すし飯を作る。
4. 器に3を盛り、1のみょうがとしその葉を散らす。さらに、甘えび、残りの1、2をのせて盛りつける。

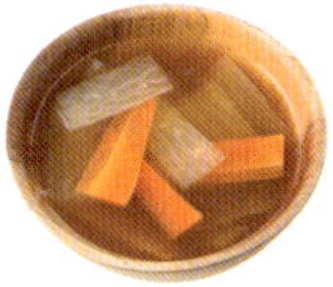

野菜の甘みを感じられる簡単みそ汁

大根とにんじんのみそ汁

材料（2人分）

大根	50g
にんじん	1/4本
煮干しだし	1・1/2カップ
みそ	大さじ1弱

作り方

1. 大根とにんじんは短冊切りにする。
2. 鍋に煮干しだしと1を入れて火にかけ、煮立ったら弱火にする。野菜に火が通ったら、みそを溶き入れ、ひと煮したら器に盛る。

昼食 6

鮭ときゅうりのおにぎらず定食

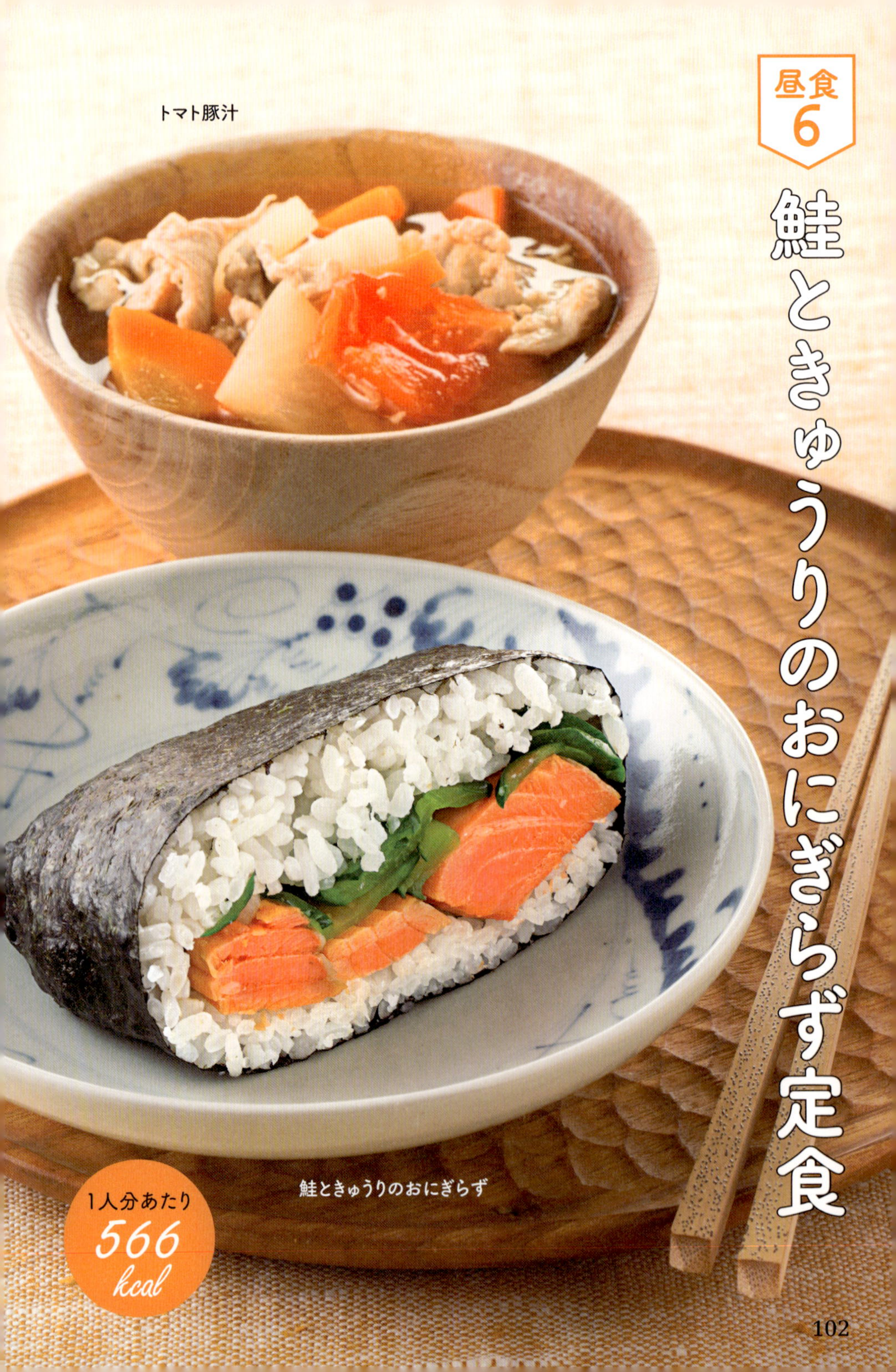

トマト豚汁

鮭ときゅうりのおにぎらず

1人分あたり 566 kcal

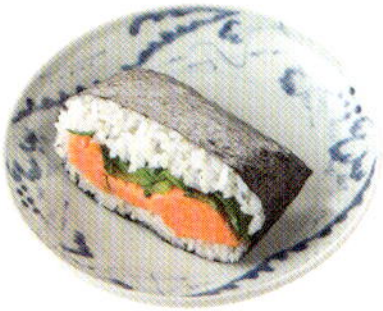

包丁を水で軽く濡らすときれいに切れます

鮭ときゅうりのおにぎらず

材料（2人分）

きゅうり	1本
しょうゆ	小さじ1
生鮭	大1切れ（120g）
塩	小さじ1/3
海苔（全型）	2枚
ご飯	300g

作り方

1 きゅうりは薄切りにし、少量の塩（分量外）を振って軽くもみ込む。水分が出てきたら水けをしっかりと絞り、しょうゆを加えて混ぜる。

2 生鮭は塩を振り、魚グリルで火が通るまで焼く。鮭を取り出し、皮と骨を取り除いてから2等分に切る。

3 ラップの上に海苔1枚を置いて、ご飯の半分（約80g）をのせて広げる。その上に1と2をのせて、さらに残ったご飯をのせて広げる。海苔をラップごと包んで形を整える。残りも同様に作り、ラップごと半分に切る。ラップを外して、器に盛る。

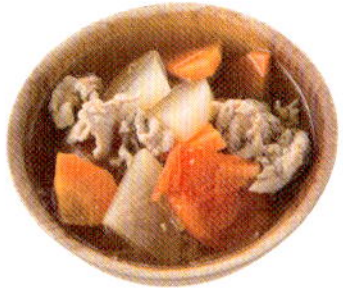

トマトの酸味でさっぱりといただける豚汁です

トマト豚汁

材料（2人分）

豚こま切れ肉	120g
しょうが	1/2かけ
トマト	小1個
大根	80g
にんじん	1/3本
ごま油	大さじ1/2
煮干しだし	2カップ
しょうゆ	小さじ1/2
みそ	大さじ1

作り方

1 豚こま切れ肉は食べやすい大きさに切る。しょうがはせん切りに、トマトは6等分のくし切りにする。大根とにんじんは、7～8㎜厚さのいちょう切りにする。

2 鍋にごま油と1のしょうがを入れて火にかけ、香りがたったら1の豚肉をほぐしながら炒める。肉の色が変わったら、煮干しだしを入れ、1の大根とにんじんを加える。

3 煮立ったらアクを取り、しょうゆを加えて4～5分煮る。みそを溶き入れ、1のトマトを加えて、ひと煮したら器に盛る。

昼食
7

鶏肉のあったかそば定食

1人分あたり
560
kcal

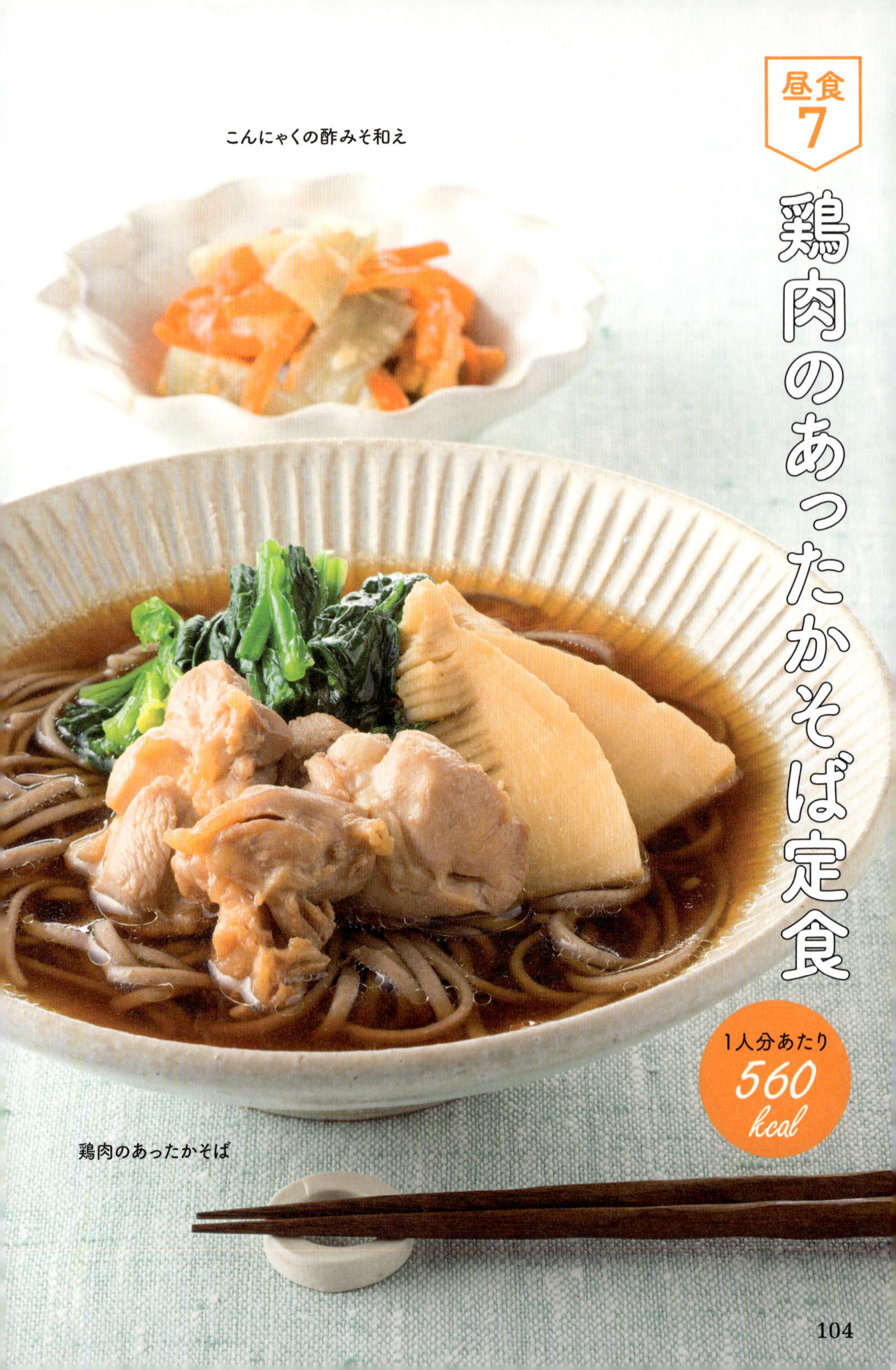

こんにゃくの酢みそ和え

鶏肉のあったかそば

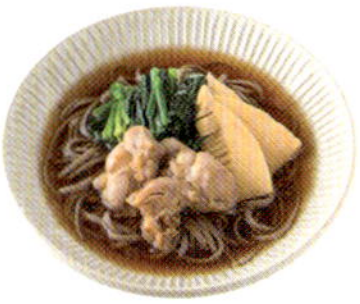

お好みで一味唐辛子を振ってもOK！

鶏肉のあったかそば

材料（2人分）

十割そば（乾）……160g
鶏もも肉……180g
A【しょうゆ・酒…各小さじ1】
片栗粉……大さじ1/2
ほうれん草……1/2束
茹でたけのこ……60g
煮干しだし……3カップ
B【しょうゆ…大さじ2、砂糖…大さじ2、酒…大さじ2】

※そばは、小麦の含まれていない十割そばにすること。

作り方

1 鍋にたっぷりの湯を沸かし、そばを袋の表示通りに茹でたら、ざるに上げておく。

2 鶏もも肉はそぎ切りにして、Aをもみ込み、なじんだら片栗粉をもみ込む。

3 鍋に湯を沸かし、ほうれん草をさっと茹でたら冷水に取り、3cm長さに切って水けを絞る。茹でたけのこは、食べやすい大きさに切る。

4 鍋に煮干しだしとBを入れて火にかけ、煮立ったら2の鶏肉、たけのこを加え、材料に火が通るまで5分ほど煮込む。

5 器に1のそばを盛り、4を汁ごと注ぎ入れ、3のほうれん草をのせる。

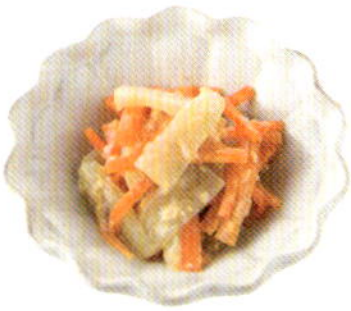

練りからしを抜いてもおいしい！

こんにゃくの酢みそ和え

材料（2人分）

刺し身こんにゃく……1袋（120g）
にんじん……1/3本
A【みそ…大さじ1、酢…小さじ2、砂糖…大さじ1/2、練りからし…小さじ1/2～1】

作り方

1 刺し身こんにゃくは食べやすい大きさに切り、水けをきる。

2 にんじんは3～4cm長さのせん切りにする。鍋に湯を沸かし、さっと茹でたら水けをきる。

3 ボウルにAを入れてよく混ぜ、1と2を加えて、和えたら器に盛る。

昼食 8

牛肉のフォー定食

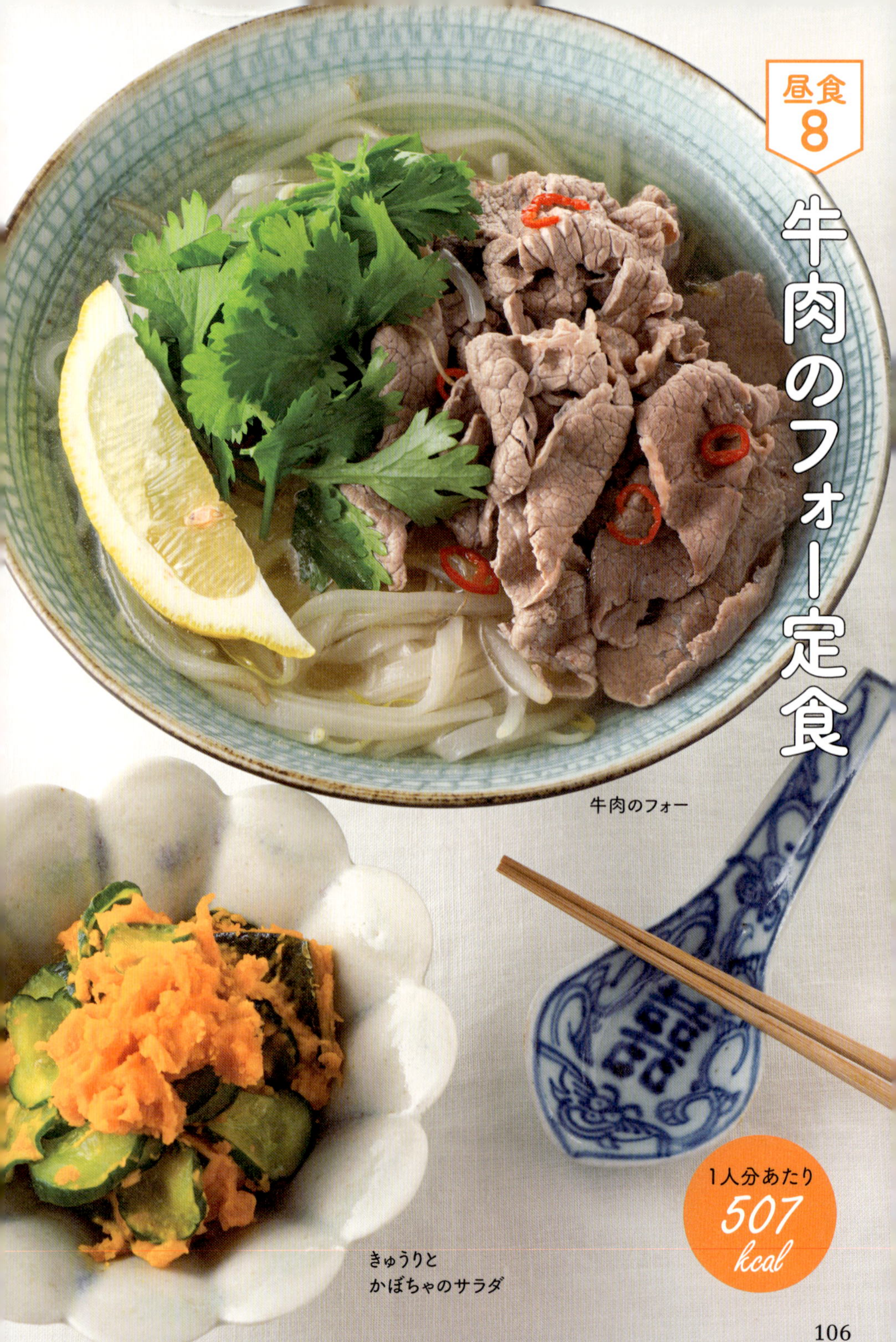

牛肉のフォー

きゅうりと
かぼちゃのサラダ

1人分あたり
507
kcal

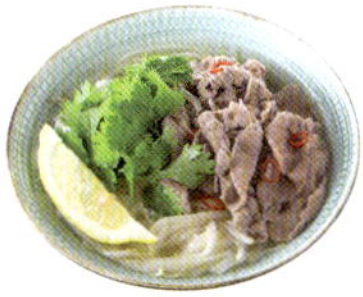

簡単に作れるベトナムの麺料理
牛肉のフォー

材料（2人分）

フォー（ライスヌードル）……180g
Ⓐ【煮干しだし…2カップ、水…1カップ、しょうが（みじん切り）…1/3かけ】
しゃぶしゃぶ用牛肉……120g
Ⓑ【ナンプラー…大さじ1・1/2、砂糖・ごま油…各小さじ1、赤唐辛子（小口切り）…ひとつまみ】
もやし……1袋
パクチー……小1束
レモン（くし切り）……1/6個

作り方

1 鍋にたっぷりの湯を沸かし、フォーを袋の表示通りに茹でる。ざるに上げて水けをきり、器に盛る。

2 鍋にⒶを入れて火にかける。沸騰したら、牛肉を1枚ずつ入れて、色が変わったらざるに上げて水けをきる。

3 鍋に残ったスープを沸騰させてアクを取り、そこにⒷを加える。

4 3のスープにもやしを加え、煮立ったら火を止めて、1に注ぎ入れる。さらに2と刻んだパクチーをのせ、お好みでレモンを絞る。

作り置き可能 2〜3日（冷蔵）

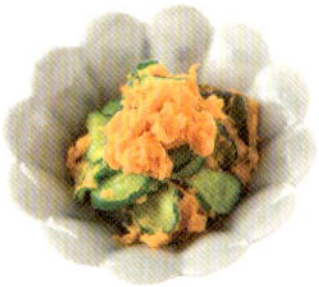

きゅうりのシャキシャキとかぼちゃの甘みのハーモニー
きゅうりとかぼちゃのサラダ

材料（2人分）

かぼちゃ……150g
きゅうり……1本
塩……小さじ1/4
Ⓐ【マヨネーズ…小さじ4、マスタード…小さじ1】

作り方

1 かぼちゃはひと口大に切って耐熱皿に入れ、水を小さじ2（分量外）振りかけ、ラップをふんわりとかけて電子レンジ（600W）で3分加熱する。

2 きゅうりは小口切りにして、塩をもみ込む。しんなりしたら水けを絞る。

3 かぼちゃの水けを軽くきり、フォークなどで粗く崩しながら、Ⓐを加えてなじむように混ぜる。2を加え、さらに混ぜ合わせたら器に盛る。

昼食
9

焼きビーフン定食

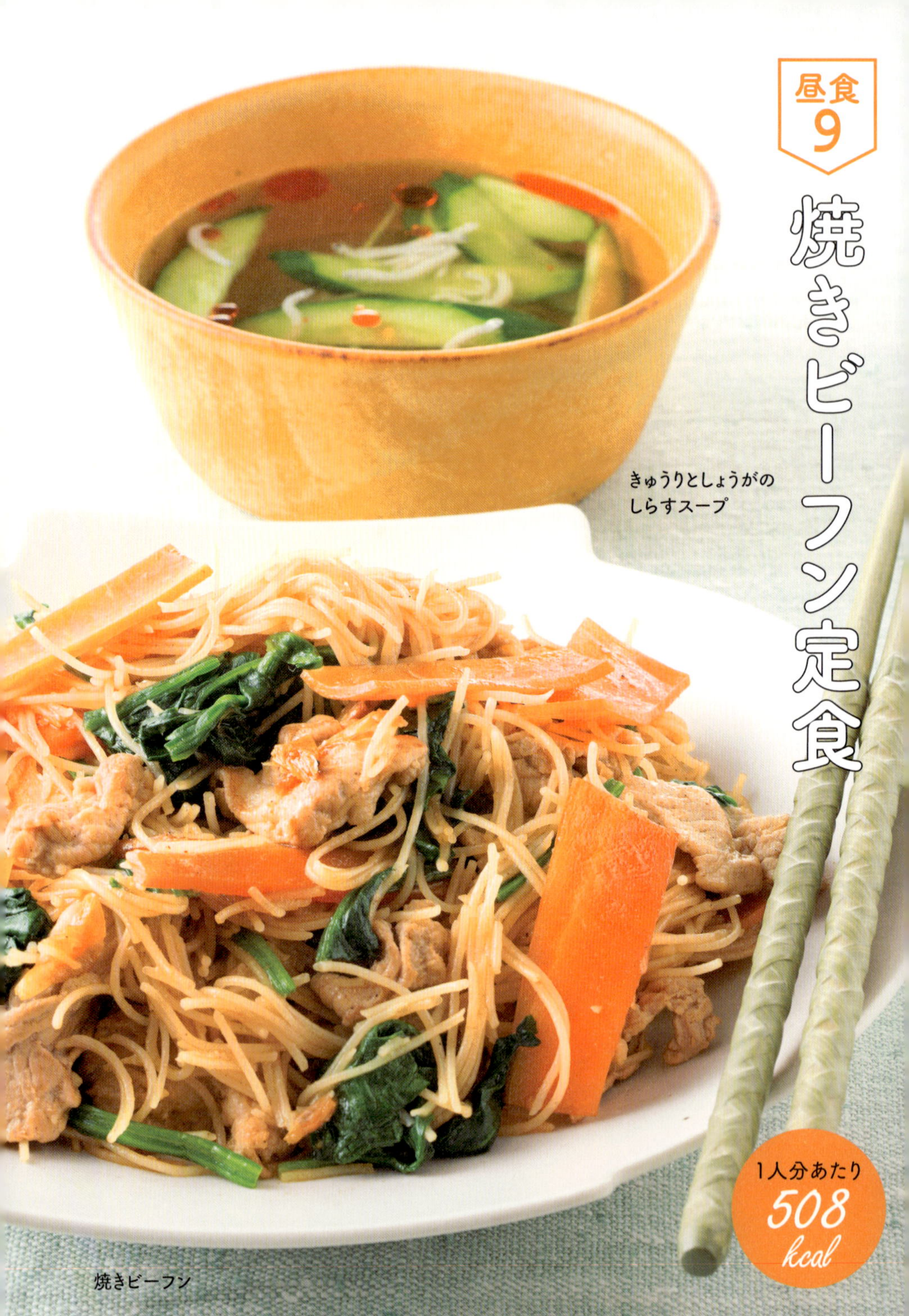

きゅうりとしょうがの
しらすスープ

焼きビーフン

1人分あたり
508
kcal

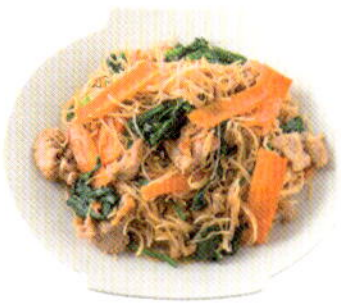

ビーフンを上下に返しながら炒めると味が均一に

焼きビーフン

材料（2人分）

- ビーフン（乾）……120g
- にんじん……1/3本
- ほうれん草……1/3束
- 豚こま切れ肉……140g
- ごま油……大さじ1
- 桜えび……6g
- Ⓐ【水…1/4カップ、オイスターソース・しょうゆ…各小さじ1、塩…小さじ1/3、五香粉・こしょう…各少々】

作り方

1. ビーフンは熱湯に約2分浸して戻したあと、冷水で洗い、ざるに上げておく。
2. にんじんは短冊切りにする。鍋で湯を沸かし、ほうれん草をさっと茹で、水けを絞ってから3cm長さに切る。豚こま切れ肉は、食べやすい大きさに切る。
3. フライパンにごま油を熱し、2の豚肉をほぐしながら炒める。肉の色が変わったら、桜えびと2のにんじんを加えて軽く炒める。
4. 1のビーフンを加えてさっと混ぜ、Ⓐを加えて汁けを吸わせるように炒める。汁けがなくなるまで炒め煮にしたら、器に盛る。

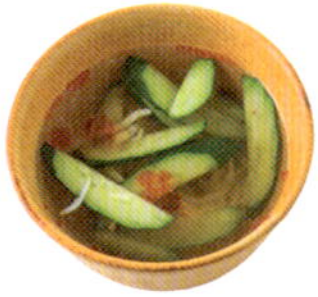

体の芯からポカポカになります

きゅうりとしょうがのしらすスープ

材料（2人分）

- きゅうり……1本
- しょうが……1/2かけ
- 水……1・1/2カップ
- しらす干し……20g
- しょうゆ……小さじ1
- 片栗粉……大さじ1/2
- ラー油……適宜

作り方

1. きゅうりは、縦半分に切ってから薄切りにする。しょうがはせん切りにする。
2. 鍋に1のしょうがと水を入れて強火にかける。煮立ったら、しらす干しと1のきゅうり、しょうゆを加えてひと煮する。
3. きゅうりがしんなりしたら、倍量の水（分量外）で溶いた片栗粉を加えてとろみをつける。器に盛り、お好みでラー油をたらす。

昼食10

パッタイ定食

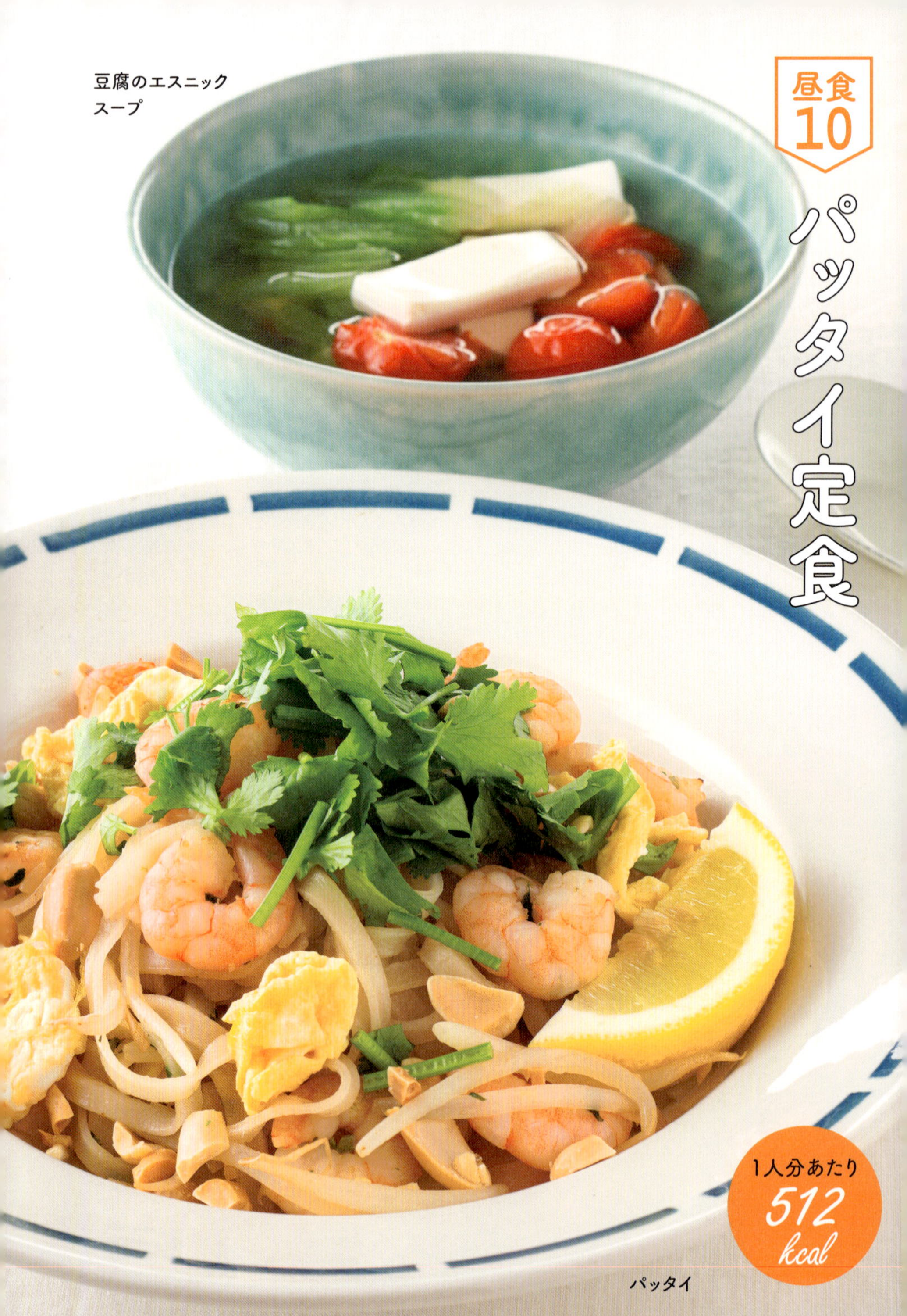

豆腐のエスニックスープ

パッタイ

1人分あたり

512 kcal

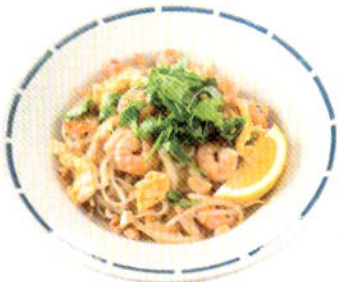

モチッとおいしいタイ風焼きそば

パッタイ

材料（2人分）

- ライスヌードル（センレック）……180g
- パクチー……1束
- むきえび……100g
- A【酢…大さじ3、マーマレード・ナンプラー…各大さじ1、オイスターソース…小さじ1】
- オリーブ油……大さじ1
- 溶き卵……1個分
- しょうが（みじん切り）……1/2かけ
- もやし……1/2袋
- バターピーナツ……20g
- レモン……適宜

作り方

1 ライスヌードルはたっぷりのぬるま湯に10分ほど浸けて戻す。ざるに上げて水けをきる。

2 パクチーは茎の部分をみじん切りにし、葉の部分は食べやすく摘む。えびは片栗粉（分量外）をまぶして、水を数回替えながら、もみ洗いし、水けをきっておく。Aはよく混ぜ合わせておく。

3 フライパンでオリーブ油（大さじ1/2）を強火で熱したら、溶き卵を入れ、大きく混ぜて炒り卵を作り、取り出す。

4 同じフライパンに残りのオリーブ油を入れて火にかけ、しょうがと2のパクチーの茎を炒める。香りが立ったら、2のえびを加えて、焼きつけるようにして炒める。

5 えびの色が変わったら1を加えて、麺をほぐしながら炒める。麺がほぐれたら、Aを加えて汁を吸わせるようにして上下に混ぜながら炒める。3の卵を戻し入れ、もやしを加えて強火で炒め合わせる。

6 器に盛り、刻んだバターピーナツを散らし、パクチーの葉をのせる。お好みでレモンを添える。

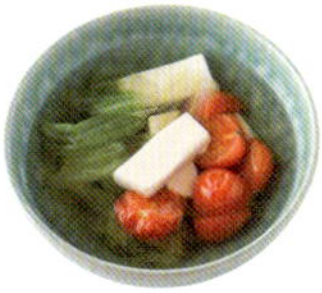

シンプルだけどクセになる!

豆腐のエスニックスープ

材料（2人分）

- 木綿豆腐……1/4丁
- レタス……2枚
- ミニトマト……3～4個
- A【水…1・1/2カップ、ナンプラー…小さじ1、砂糖…小さじ1/2】
- 塩・こしょう……少々

作り方

1 木綿豆腐は1cm幅の短冊切りにする。レタスはひと口大にちぎり、ミニトマトは半分に切る。

2 鍋にAを入れて火にかけ、煮立ったら1の豆腐を加える。ひと煮したら1のレタスとミニトマトを加え、レタスがしんなりしたら、塩とこしょうで味を調えて器に盛る。

昼食 11

イワシのかば焼き丼定食

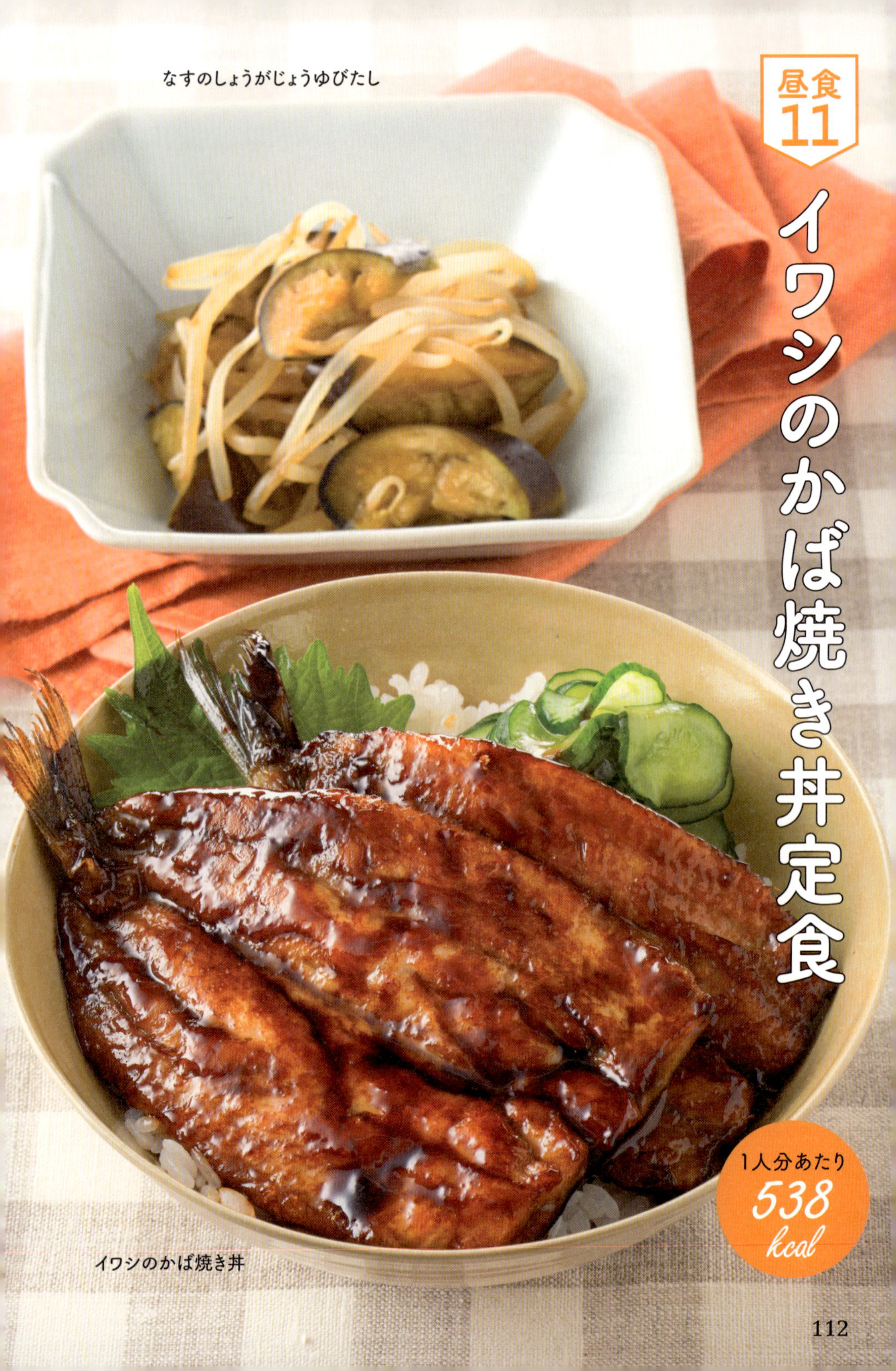

なすのしょうがじょうゆびたし

イワシのかば焼き丼

1人分あたり 538 kcal

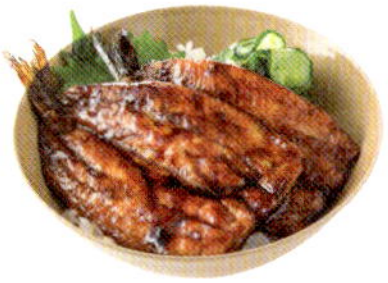

サンマやアジを使っても美味！

かば焼きは作り置き可能 2〜3日（冷蔵）

イワシのかば焼き丼

材料（2人分）

きゅうり……1本
イワシ（開いたもの）……4尾
片栗粉……適量
ごま油……大さじ1/2
A【しょうゆ・酒…各小さじ5、砂糖…大さじ1】
温かいご飯……300g
しその葉……2枚

作り方

1 きゅうりは薄切りにして塩（分量外）でもみ、しんなりしたらさっと水洗いし、水けをしっかりと絞る。

2 イワシはキッチンペーパーに挟んで余分な水けを取り、全体に片栗粉を薄くはたきつける。

3 フライパンにごま油を熱し、2の皮を上にして並べ入れる。焼き色がついたら裏に返してさっと焼き、Aを回し入れて、照りが出るまで煮絡める。

4 器に温かいご飯を盛り、しその葉を敷き、その上に3をタレごとのせ、1のきゅうりを添える。

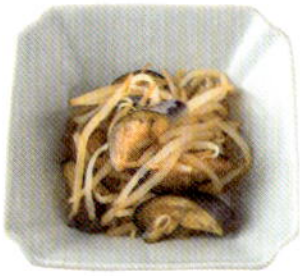

冷蔵庫で冷ますと味が染み込みます！

なすのしょうがじょうゆびたし

材料（2人分）

なす……1本
もやし……1/2袋
A【しょうが（すりおろし）…1/2かけ、しょうゆ…大さじ1/2、砂糖…小さじ1/2】

作り方

1 なすはヘタを切り落とし、ラップでぴったりと包み、電子レンジ（600W）で1分〜1分20秒加熱する。粗熱が取れたらラップを取り、縦半分に切ってから斜め1cm幅に切る。

2 もやしは耐熱皿に入れて、ラップをふんわりとかけ、電子レンジで1分30秒〜2分加熱する。

3 ボウルにAを入れてよく混ぜ、1と2を加えて、混ぜ合わせたら器に盛る。

昼食
12

ほうれん草の親子丼定食

1人分あたり
544
kcal

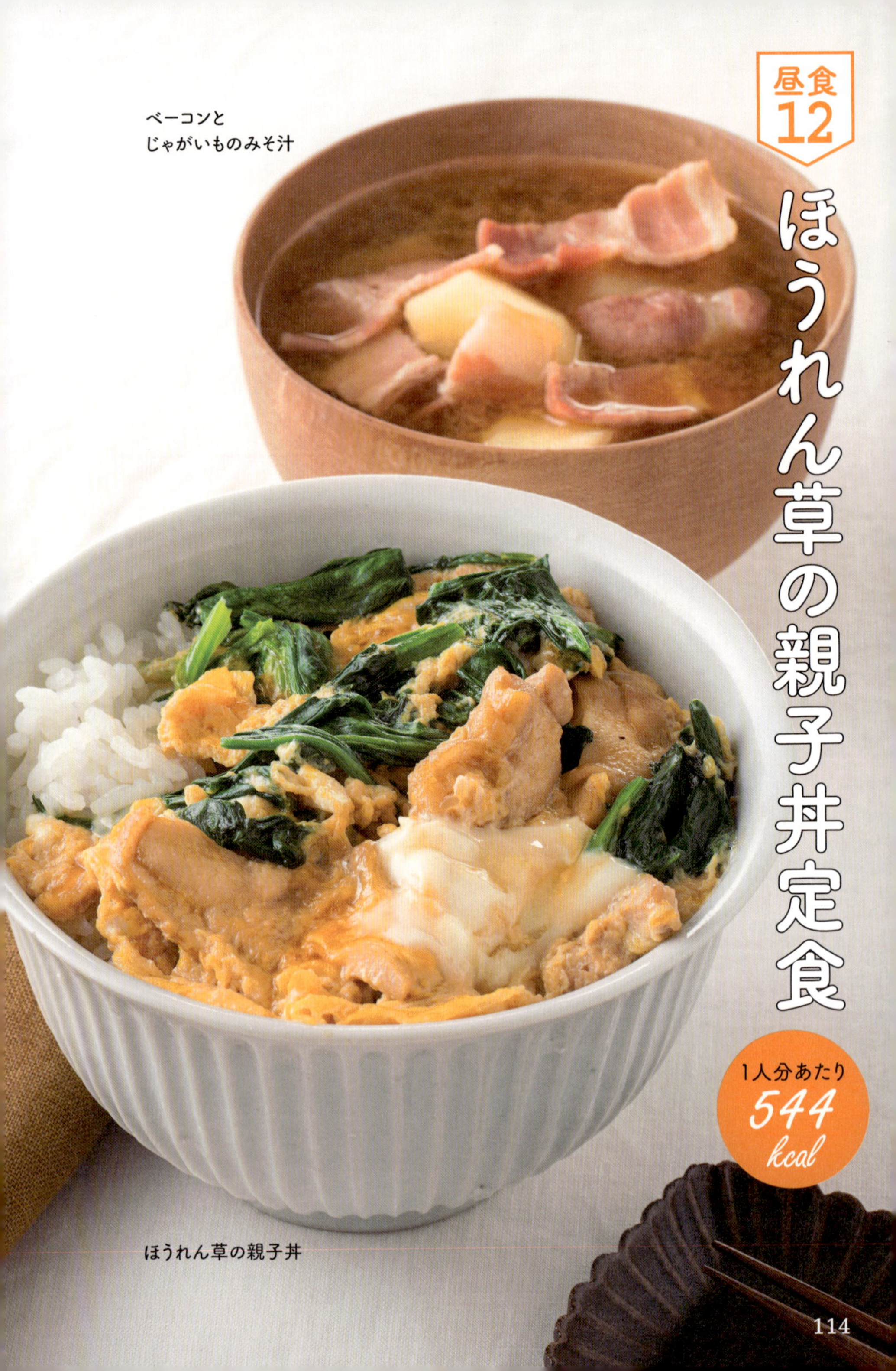

ベーコンと
じゃがいものみそ汁

ほうれん草の親子丼

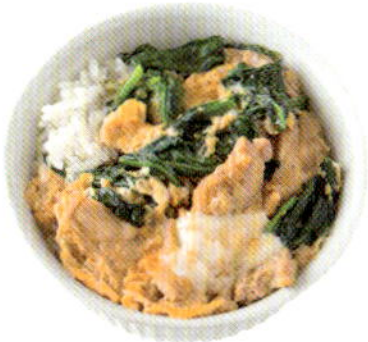

タマネギを使わない彩り鮮やかな親子丼

ほうれん草の親子丼

材料（2人分）

ほうれん草……………………1/2束
鶏もも肉……………………120g
A【煮干しだし…1カップ、砂糖・しょうゆ…各大さじ1・1/2、酒…大さじ1】
溶き卵……………………2個分
温かいご飯……………………300g

作り方

1 鍋に湯を沸かし、ほうれん草をさっと茹でて2～3cm長さに切る。鶏肉はひと口大よりやや小さめに切る。

2 鍋にAを入れて火にかけ、煮立ったら1の鶏肉を入れる。アクを取り、フタをして3～4分煮て、鶏肉に火を通す。

3 溶き卵を回し入れる。卵が固まりかけてきたらフタをして火を止め、そのまま1～2分蒸らす。

4 温かいご飯を器に盛り、3をのせる。

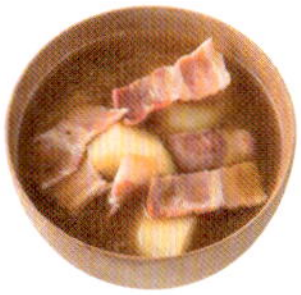

最後に粗びき黒こしょうを振っても◎

ベーコンとじゃがいものみそ汁

材料（2人分）

ベーコン……………………1枚
じゃがいも……………………1個
ごま油……………………小さじ1/2
煮干しだし……………………1・1/2カップ
みそ……………………小さじ2

作り方

1 ベーコンは1cm幅に切る。じゃがいもは皮をむき、ひと口大に切る。

2 鍋にごま油を熱し、1のベーコンを炒める。油が出てきたら、1のじゃがいもを加えて、さっと炒める。煮干しだしを加え、煮立ったらフタをし、じゃがいもに火が通るまで弱火で約10分煮る。

3 みそを溶き入れ、ひと煮したら器に盛る。

昼食 13

ビビンバ定食

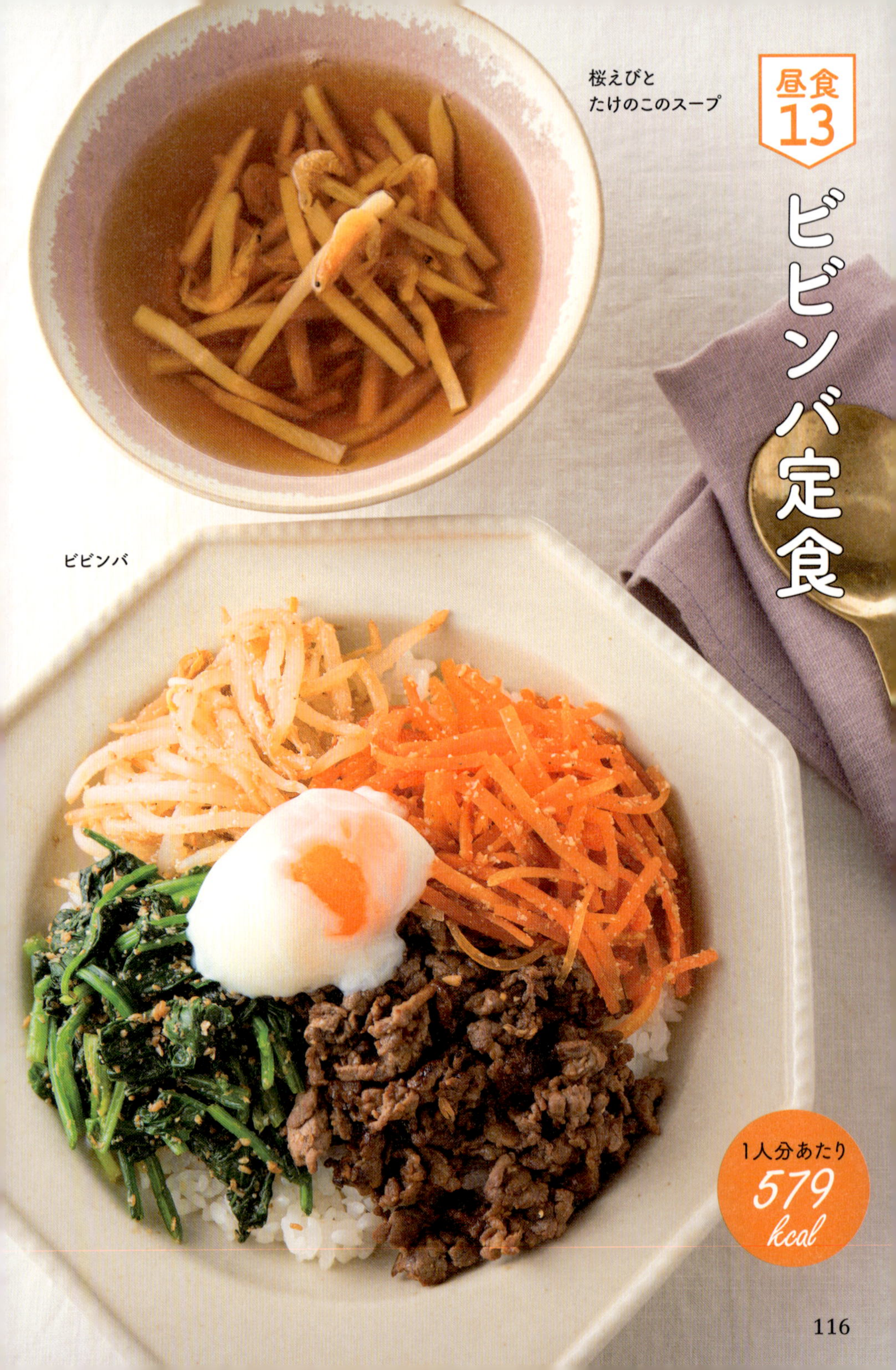

桜えびと
たけのこのスープ

ビビンバ

1人分あたり
579
kcal

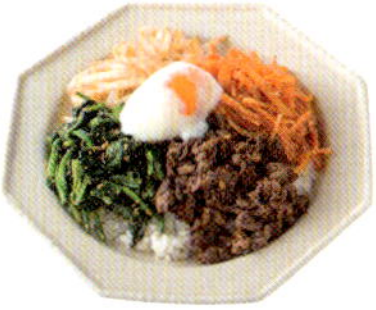

野菜もたっぷりとれて栄養満点!

ビビンバ

材料（2人分）

にんじん……1/3本（60g）
牛こま切れ肉……120g
Ⓐ【砂糖・みそ・しょうゆ…各小さじ1、粉唐辛子…小さじ1/2】
もやし……1/2袋
ほうれん草……1/2束
Ⓑ【白すりごま…大さじ2、しょうゆ…大さじ1、砂糖…小さじ1、塩…少々】
ごま油……大さじ1/2
温かいご飯……300g
温泉卵……2個

作り方

1 にんじんは皮をむき､3～4cm長さの細切りにする。牛肉は細切りにし、Ⓐに漬けてもみ込んでおく。

2 鍋にたっぷりの湯を沸かし、もやし、ほうれん草、1のにんじんの順に茹でる。もやしとにんじんは水けをきり、ほうれん草は3cm長さに切って水気をしっかりと絞る。Ⓑを3等分にして、もやし、ほうれん草、にんじんを別々にもみ込んでおく。

3 フライパンにごま油を熱し、1の牛肉を入れて、汁気がなくなり火が通るまで強めの中火で炒める。

4 温かいご飯を器に盛り、2と3を盛り合わせ、最後に温泉卵を割りのせる。

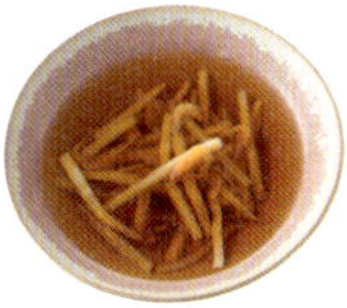

シャキシャキ食感がたまらない

桜えびとたけのこのスープ

材料（2人分）

茹でたけのこ……60g
Ⓐ【煮干しだし…1・1/2カップ、酒…大さじ1、しょうゆ…小さじ1、砂糖…小さじ1/2】
塩・こしょう……少々
桜えび……8g

作り方

1 茹でたけのこは食べやすい大きさの薄切りにする。

2 鍋にⒶを入れて煮立て、1を加えて2～3分煮る。

3 塩、こしょうで味を調え、桜えびを加えてひと煮したら器に盛る。

昼食14

あさりのチーズリゾット定食

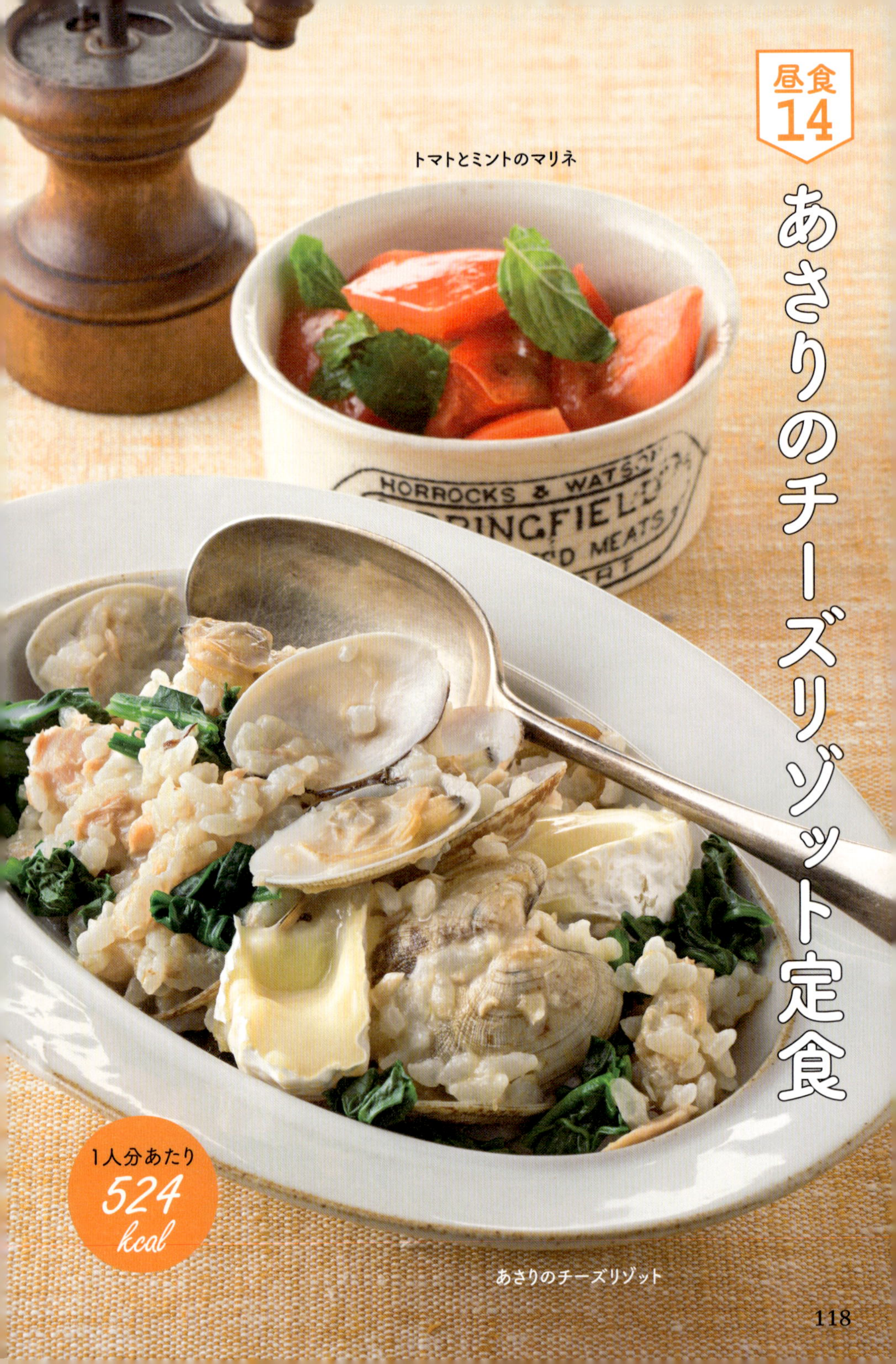

トマトとミントのマリネ

あさりのチーズリゾット

1人分あたり
524
kcal

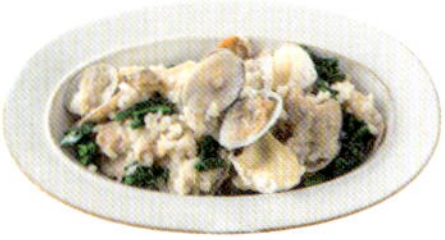

アーモンドミルクとチーズの濃厚な旨み

あさりのチーズリゾット

材料（2人分）

あさり（殻つき）……200g
ほうれん草……1/2束
バター……15g
白ワイン（甘くないもの）…1/4カップ
ツナ缶（水煮）……小1缶（70g）
アーモンドミルク……1カップ
温かいご飯……250g
カマンベールチーズ……50g
塩・こしょう……少々

作り方

1 あさりは砂抜きをして、殻をこすり合わせて洗い、水けをきる。鍋に湯を沸かし、ほうれん草をさっと茹でて、2～3cm長さに切る。

2 鍋にバターを入れて火にかける。バターが溶けてきたら1のあさりを入れて軽く炒め、白ワインを加えてフタをし、強火にかける。あさりの口が開いたら、フタを取って中火に戻す。

3 ツナ缶の中身（汁ごと）、アーモンドミルク、温かいご飯を加え、ときどき混ぜながら煮る。

4 汁けがなくなってきたら、ちぎったカマンベールチーズを加え、大きく混ぜてご飯になじませる。最後に1のほうれん草を加え、塩とこしょうで味を調えたら器に盛る。

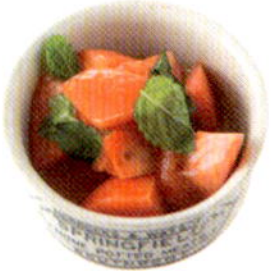

ミントとレモンの清涼感あふれる前菜

トマトとミントのマリネ

材料（2人分）

トマト……2個
Ⓐ【レモン汁…大さじ1、オリーブ油…小さじ2、砂糖…小さじ1、塩…小さじ1/3】
ミント……適量

作り方

1 トマトはひと口大の乱切りにする。

2 ボウルにⒶを入れてよく混ぜ、トマトを加えて混ぜ合わせる。ミントをちぎって加え、大きく混ぜたら器に盛る。

1週間レシピ

朝食の献立

朝食1

落とし卵のみそ汁献立

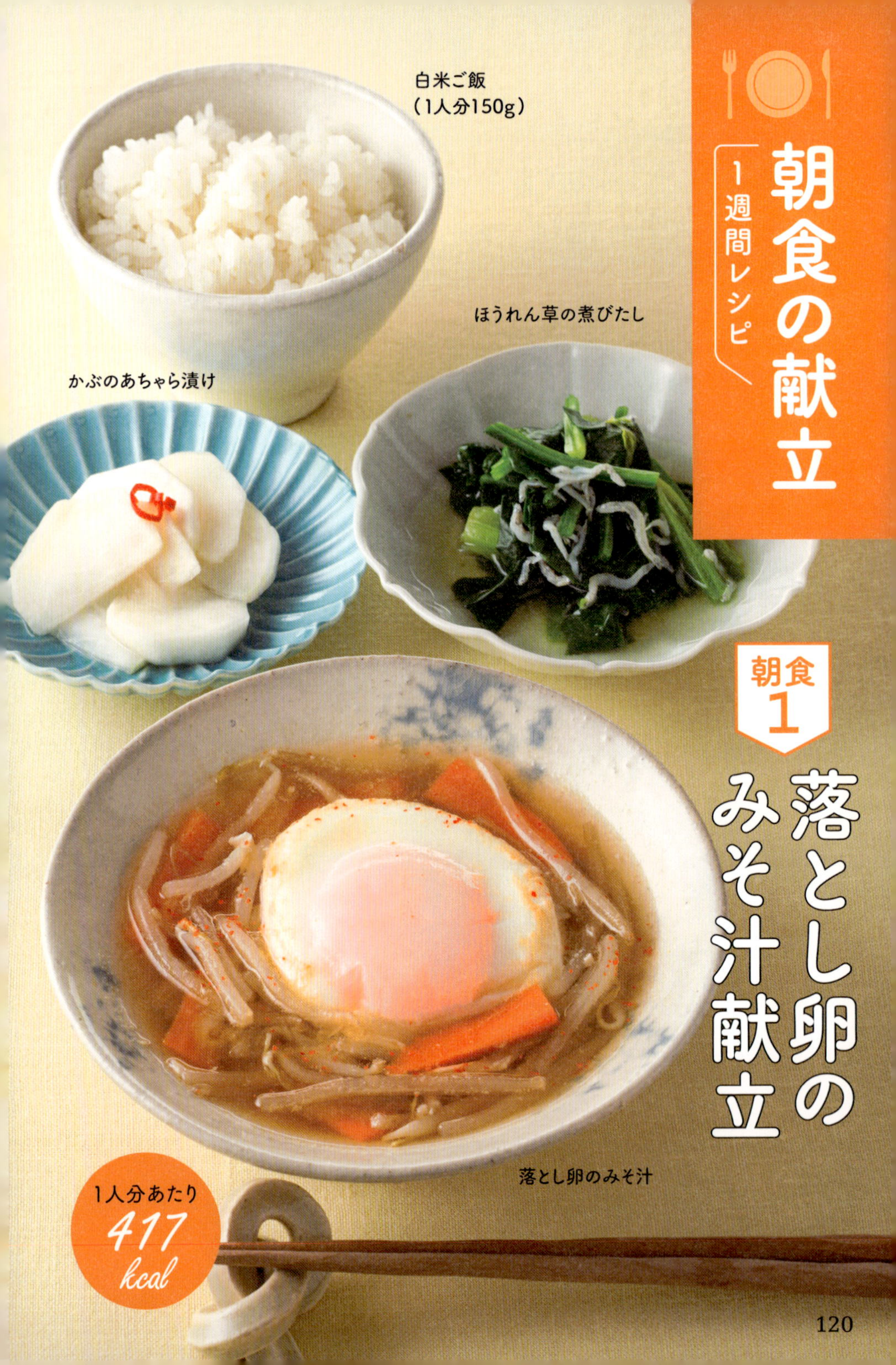
白米ご飯
（1人分150g）
ほうれん草の煮びたし
かぶのあちゃら漬け
落とし卵のみそ汁
1人分あたり
417
kcal

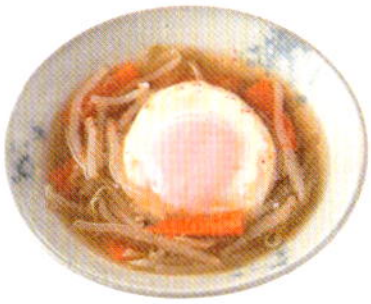

卵のかたさは火加減でお好みで

落とし卵のみそ汁

材料（2人分）

にんじん……30g
煮干しだし……1・1/2カップ
もやし……80g
みそ……大さじ1弱
卵……2個
一味唐辛子……適宜

作り方

1 にんじんは短冊切りにする。

2 鍋に煮干しだしと1を入れて火にかける。煮立ったら、もやしを加えて3～4分煮る。みそを溶き入れ、卵を割り入れたら、器に盛る。お好みで一味唐辛子を振る。

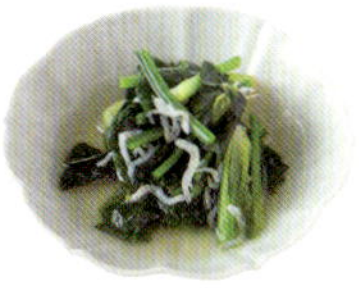

旨みも栄養もたっぷり!

ほうれん草の煮びたし

作り置き可能
2～3日
（冷蔵）

材料（2人分）

ほうれん草……1/2束
ごま油……小さじ1
チリメンジャコ……8g
Ⓐ【煮干しだし…1/4カップ、しょうゆ・砂糖…各小さじ1】

作り方

1 鍋に湯を沸かし、ほうれん草をさっと茹でて水にさらし、水けを絞ってから3cm長さに切る。

2 鍋にごま油を熱してチリメンジャコを炒める。香りが立ったら1を加えて、軽く炒め合わせる。Ⓐを加えてひと煮させたら、煮汁ごと器に盛る。

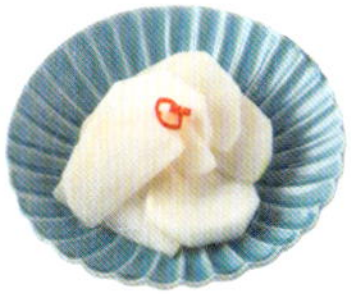

絶妙な甘みと酸味がクセになる!

かぶのあちゃら漬け

作り置き可能
4～5日
（冷蔵）

材料（2人分）

かぶ……1個
Ⓐ【酢…大さじ1、砂糖…小さじ1、塩…小さじ1/4、赤唐辛子（輪切り）…少量】

作り方

1 かぶは、縦半分に切ってから薄切りにする。少量の塩（分量外）でもみ込み、水けを軽く絞る。

2 ボウルにⒶを入れてよく混ぜ、1を加えて混ぜ合わせる。味がなじんだら器に盛る。

朝食2

湯豆腐の春菊添え定食

1人分あたり 416 kcal

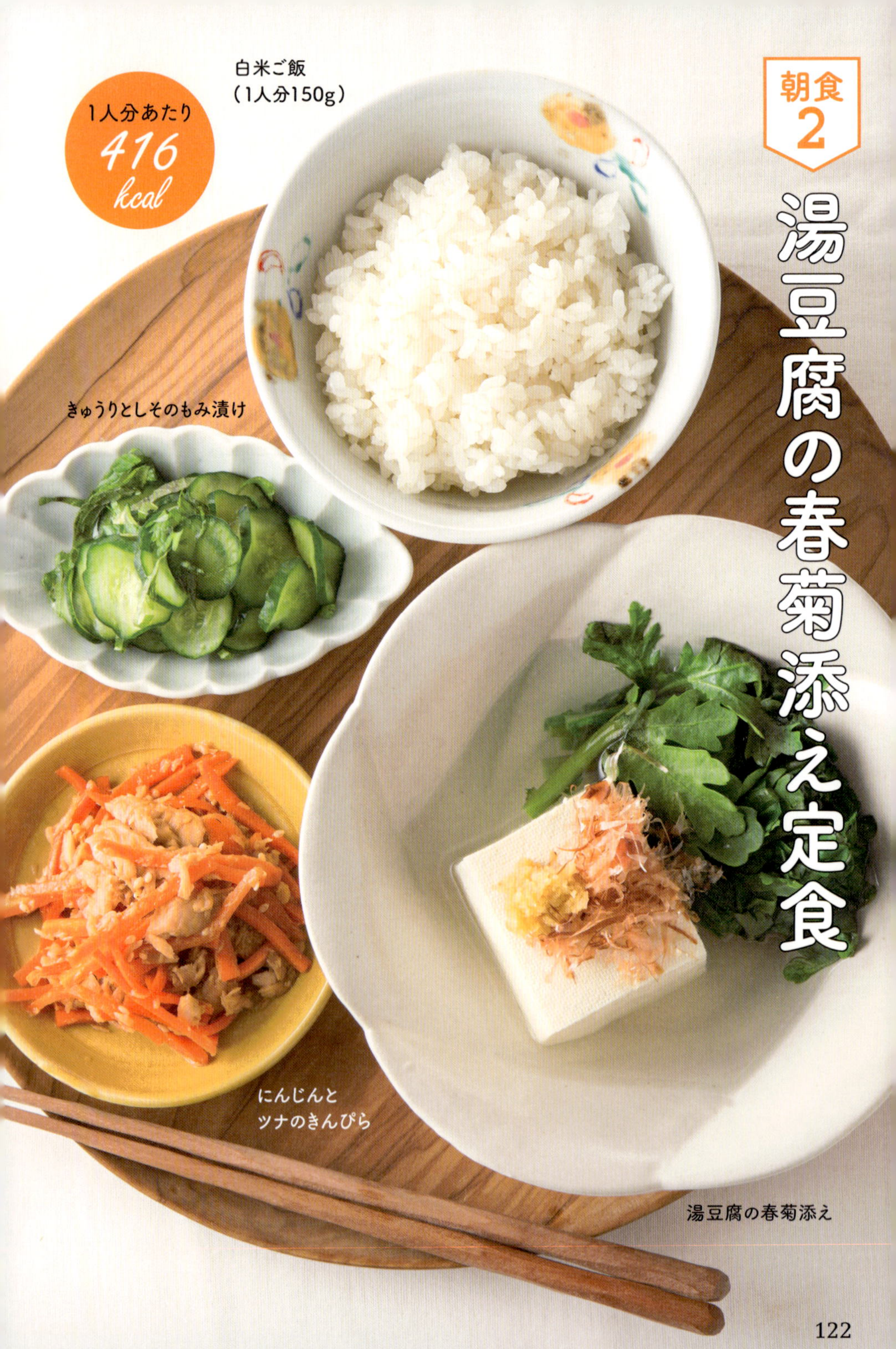

白米ご飯
（1人分150g）
きゅうりとしそのもみ漬け
にんじんと
ツナのきんぴら
湯豆腐の春菊添え

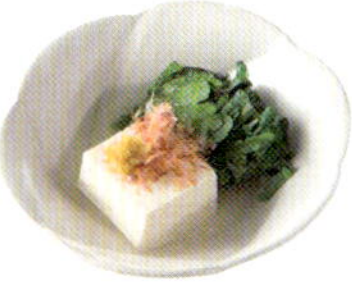

素朴だけど上品なおいしさ!

湯豆腐の春菊添え

材料（2人分）

春菊……1/3束
木綿豆腐……2/3丁（200g）
おろししょうが……1/2かけ分
かつお節……小1パック
しょうゆ……適量

作り方

1 鍋に湯を沸かし、春菊をさっと茹でたら食べやすい長さに切り、水けを絞っておく。

2 鍋にたっぷりの湯を沸かし、木綿豆腐を半分に切ってから鍋に入れ、温まったら水けをきる。

3 器に2を盛り、1を添える。木綿豆腐におろししょうがとかつお節を乗せ、しょうゆをかけていただく。

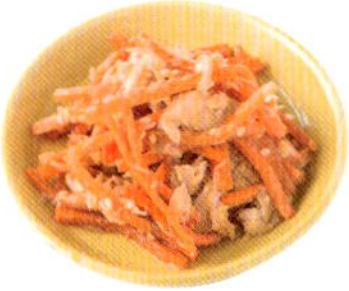

冷めてもおいしく食べられる!

にんじんとツナのきんぴら

作り置き可能 3〜4日（冷蔵）

材料（2人分）

にんじん……1/2本
ツナ缶（水煮）……小1缶（70g）
砂糖……小さじ2
しょうゆ……大さじ1/2
白いりごま……小さじ2

作り方

1 にんじんは細切りにする。

2 鍋に1とツナ缶の汁を入れて炒める。にんじんがしんなりしたら、ツナ缶の中身と砂糖、しょうゆを加え、汁けがなくなるまで炒め合わせる。

3 最後に白いりごまを加え、軽く炒め合わせたら器に盛る。

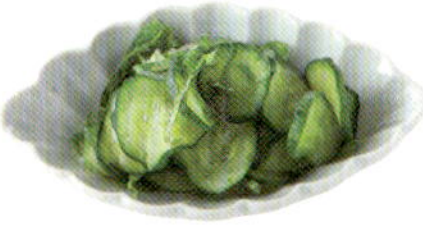

食欲がないときもさっぱりと食べられる

きゅうりとしそのもみ漬け

作り置き可能 3〜4日（冷蔵）

材料（2人分）

きゅうり……1本
塩……小さじ1/3
しその葉……4枚
しょうゆ……小さじ1/2

作り方

1 きゅうりは薄い小口切りにし、塩をまぶし、しんなりしたらさっと洗って水けをしっかりと絞る。

2 しその葉はせん切りにする。

3 1と2、しょうゆを混ぜ合わせたら器に盛る。

朝食3

ホタテの中華粥定食

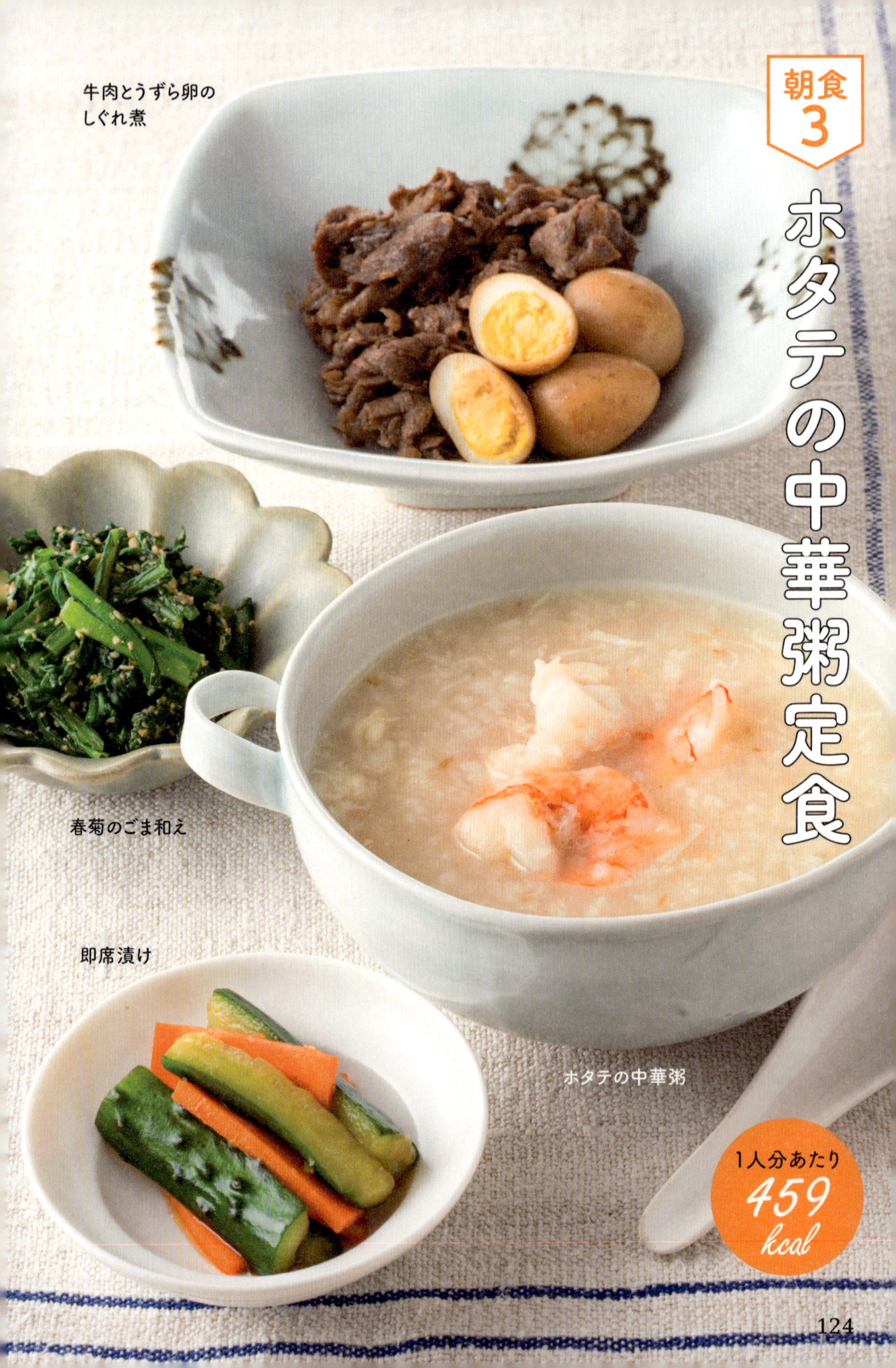
牛肉とうずら卵の
しぐれ煮
春菊のごま和え
即席漬け
ホタテの中華粥
1人分あたり
459
kcal

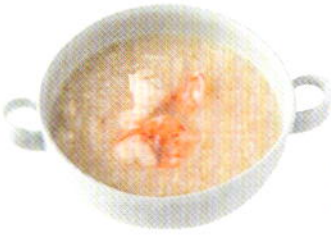

休日に食べたい
贅沢な朝食

ホタテの中華粥

材料（2人分）

精白米……1/2カップ
ごま油……大さじ1/2
えび（殻つき）……4～6尾
Ⓐ【水…6カップ、しょうが（みじん切り）…1/2かけ、塩…ひとつまみ】
ホタテ缶（水煮）……1缶
しょうゆ……小さじ1/2

作り方

1 精白米は厚手の鍋に入れ、ごま油を振りかけ、まんべんなく混ぜる。

2 えびは殻をむき、背ワタを取っておく。

3 1にⒶを入れて火にかけ、沸騰したらアクを取る。ホタテ缶を汁ごと加え、軽く混ぜる。弱火にして、フタを少しずらし、ときどきかき混ぜながら20～30分煮る。

4 米が十分にやわらかくなったら、しょうゆを加えて味を調える。2をのせ、フタをして蒸らす。えびに火が通ったら、器に盛る。

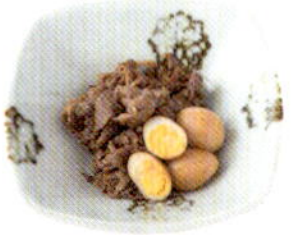

ご飯のお供にもぴったり!

牛肉とうずら卵のしぐれ煮

作り置き可能 4～5日（冷蔵）

材料（2人分）

しょうが……1/2かけ
牛切り落とし肉……100g
Ⓐ【水…1/3カップ、しょうゆ・酒…各大さじ1、砂糖…小さじ2】
うずらの卵（水煮）……6個

作り方

1 しょうがはせん切りにする。牛肉は、食べやすい大きさに切る。

2 鍋にⒶを入れて強火にかける。煮立ったら中火にし、うずらの卵と、1のしょうがを加え、軽く煮絡める。

3 1の牛肉を加え、弱めの中火にする。ときどき混ぜながら汁けがなくなるまで煮たら、器に盛る。

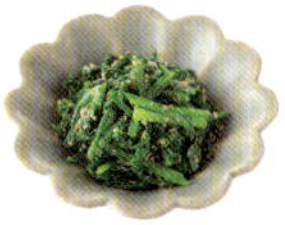

春菊の香りと
ごまの風味が
相性抜群!

春菊のごま和え

作り置き可能 3～4日（冷蔵）

材料（2人分）

春菊……1/2束
Ⓐ【白すりごま…大さじ1、しょうゆ…大さじ1/2、砂糖…小さじ2】

作り方

1 鍋に湯を沸かし、春菊を茹でる。根元のかたい茎を取り除き、3cm長さに切って水けをしっかりと絞る。

2 ボウルにⒶを入れてよく混ぜる。1を加え、よく和えたら器に盛る。

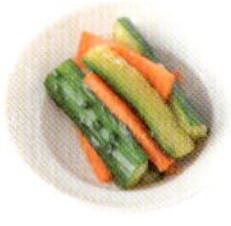

30分漬けると
しっかりした味わいに

即席漬け

作り置き可能 3～4日（冷蔵）

材料（2人分）

きゅうり……1本
にんじん……1/4本
Ⓐ【酢…大さじ1、砂糖・しょうゆ…各小さじ1、塩…小さじ1/4】

作り方

1 きゅうりは4～5cm長さに切ってから、縦6つ割りにする。にんじんは短冊切りにする。

2 ポリ袋に1とⒶを入れて、ポリ袋の外側から手で軽くもむ。袋から野菜を取り出し、器に盛る。

朝食4

さわらの西京焼き定食

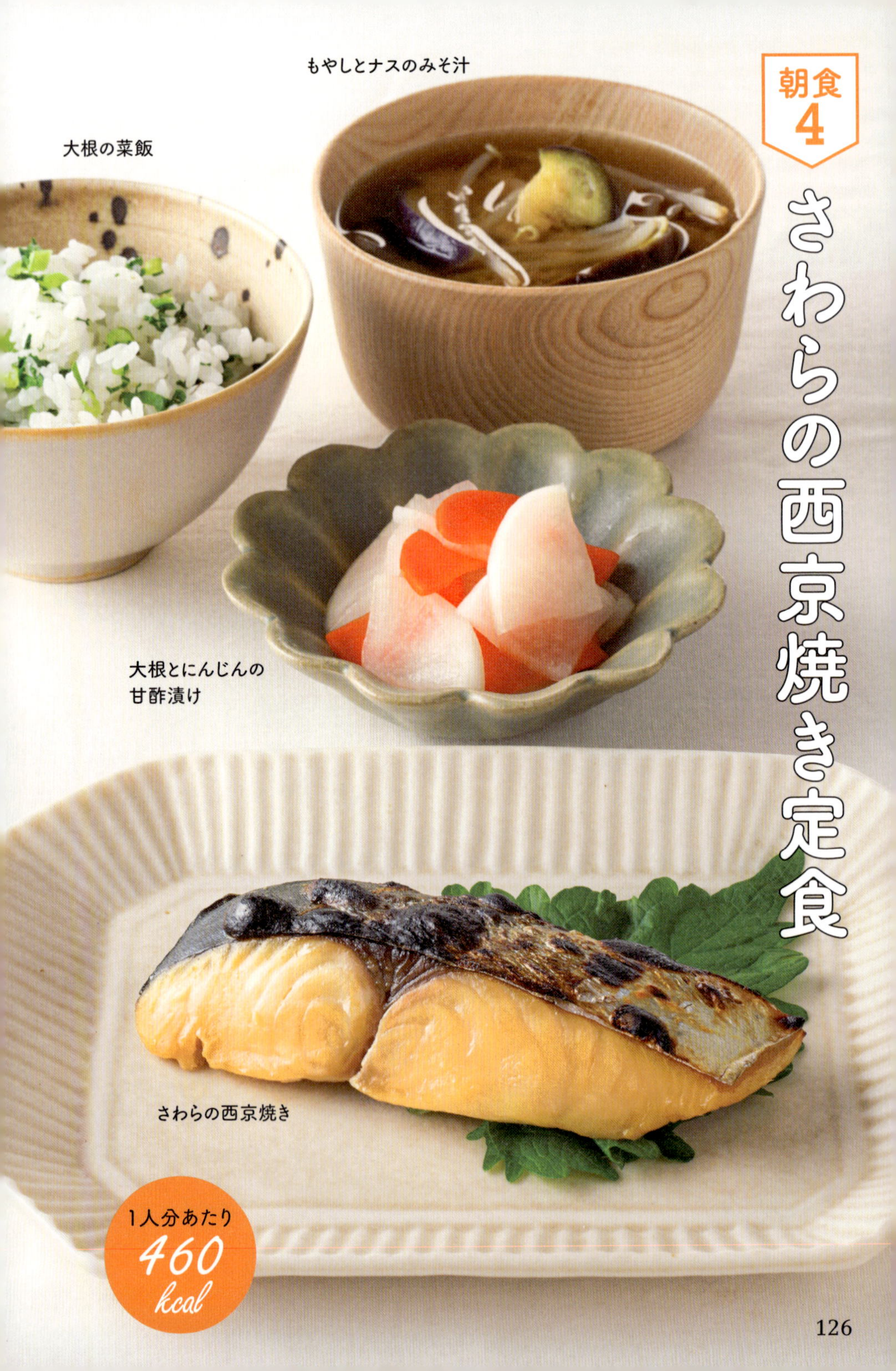

1人分あたり
460
kcal

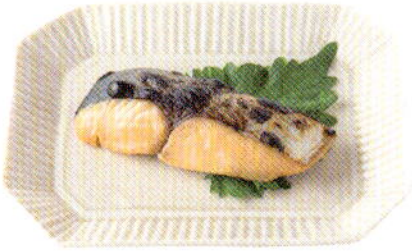

2晩以上漬けたほうが味が染みて美味!

さわらの西京焼き

材料（2人分）

さわら……2切れ
塩……小さじ1/3
Ⓐ【白みそ…大さじ2、砂糖・酒…各大さじ1】

作り方

1 さわらは、塩を振って10分ほど置く。水分が出てきたらキッチンペーパーに挟んで水けを取る。

2 Ⓐを滑らかになるまで混ぜて、みそ床を作る。

3 ラップに2の1/4量を薄く塗り、その上に1のさわら1切れを乗せる。さわらの上にも、2の1/4量を塗り、ラップでぴっちりと包む。残りのさわらも同様に作り、そのまま1晩ほど冷蔵する（4日間保存可能）。

4 さわらについたみそを、ラップごとぬぐい取る。魚グリルで焦げに注意しながら焼いて、器に盛る。

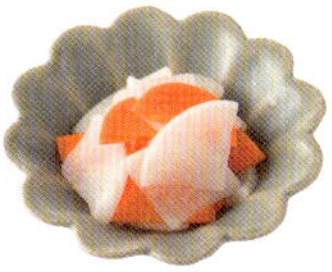

ポリポリ食感が楽しい!

大根とにんじんの甘酢漬け

作り置き可能 4～5日（冷蔵）

材料（2人分）

大根……60g
にんじん……20g
塩……小さじ1/3、
Ⓐ【酢…大さじ1、砂糖・水…各大さじ1/2】

作り方

1 大根は薄いいちょう切りに、にんじんは薄い半月切りにする。

2 ポリ袋などに1を入れ、塩を振り入れ、袋の上からもみ込む。野菜がしんなりしたら水けをしっかりと絞る。Ⓐを加えて軽くもみ込み、1晩ほど冷蔵する。

3 袋から野菜だけを取り出し、器に盛る。

お好みで一味唐辛子をどうぞ!

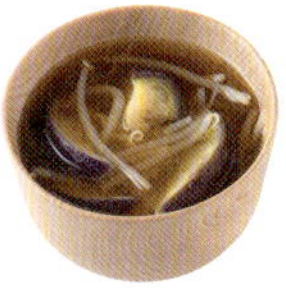

もやしとナスのみそ汁

材料（2人分）

なす……1本
煮干しだし……1・1/2カップ
もやし……80g
みそ……大さじ1弱

作り方

1 なすはヘタを切り落とし、長さを半分に切ってから6等分に切る。

2 鍋に煮干しだしを入れて火にかける。煮立ったら、もやしと1を加えて、火が通るまで煮る。みそを溶き入れ、ひと煮したら器に盛る。

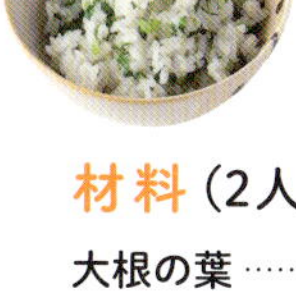

鮮やかな緑に栄養満点!

大根の菜飯

材料（2人分）

大根の葉……60g
温かいご飯……300g

作り方

1 鍋に湯を沸かし、大根の葉を2分ほど茹でる。粗熱が取れたら水けをしっかり絞り、みじん切りにする。

2 温かいご飯に1を混ぜたら、器に盛る。

朝食5

だし巻き卵定食

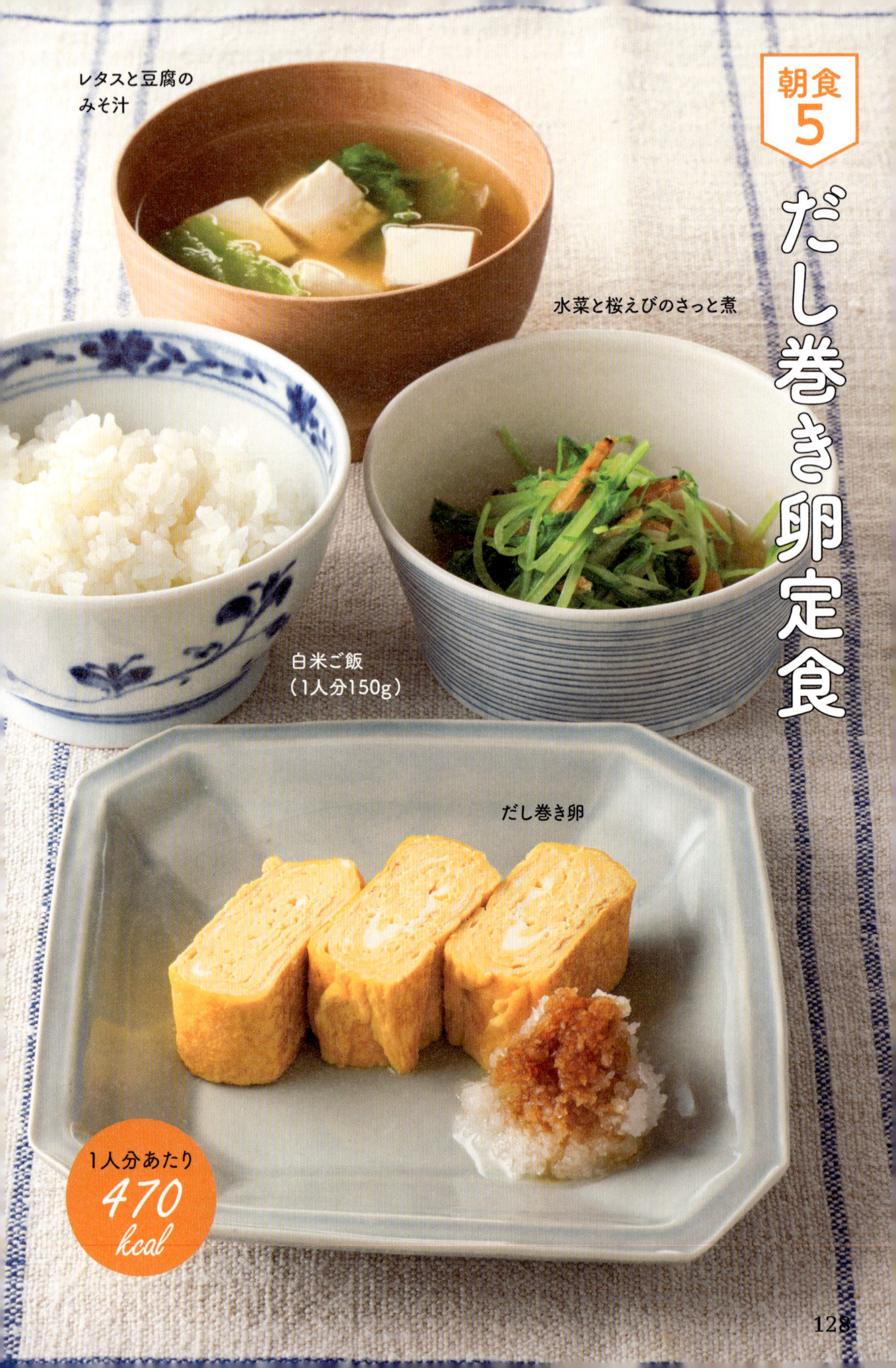
レタスと豆腐の
みそ汁
水菜と桜えびのさっと煮
白米ご飯
（1人分150g）
だし巻き卵
1人分あたり
470
kcal

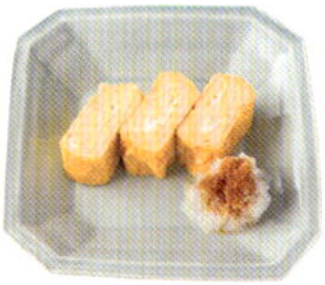

だしの旨みがふわっと香る

だし巻き卵

材料（2人分）

卵……2個
Ⓐ【煮干しだし…大さじ2、砂糖…小さじ1、しょうゆ…小さじ1/2、塩…少々】
ごま油……大さじ1/2
大根おろし……80g
しょうゆ……適量

作り方

1 ボウルに卵を割りほぐし、Ⓐを加えて混ぜる。
2 フライパンにごま油を薄く伸ばし、1をだし巻き卵の要領で焼きあげる。器に盛って、大根おろしを添え、しょうゆをかけていただく。

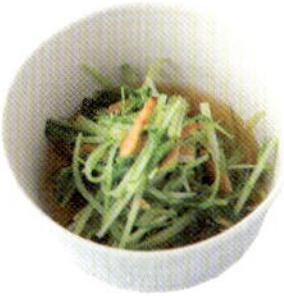

桜えびの香りが食欲を誘う！

水菜と桜えびのさっと煮

材料（2人分）

水菜……1/2束
ごま油……小さじ1
しょうが（せん切り）……1/2かけ
桜えび……6g
水……1/3カップ
しょうゆ……小さじ2
砂糖……小さじ1
塩……少々

作り方

1 水菜は、4cm長さに切る。
2 鍋にごま油としょうが、桜えびを入れてさっと炒めたら、水を加える。煮立ったら、1としょうゆ、砂糖を加えてひと煮する。塩で味を調えたら、器に盛る。

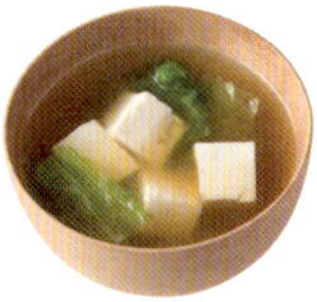

サラダ感覚で食べられます！

レタスと豆腐のみそ汁

材料（2人分）

レタス……3～4枚
木綿豆腐……1/4丁
煮干しだし……1・1/2カップ
みそ……大さじ1弱

作り方

1 レタスはひと口大にちぎる。木綿豆腐は、少し大きめの角切りにする。
2 鍋に煮干しだしを入れて強火にかけ、煮立ったら1を加える。ひと煮したらみそを溶き入れ、火を止めて器に盛る。

朝食
6

グラタンキッシュ定食

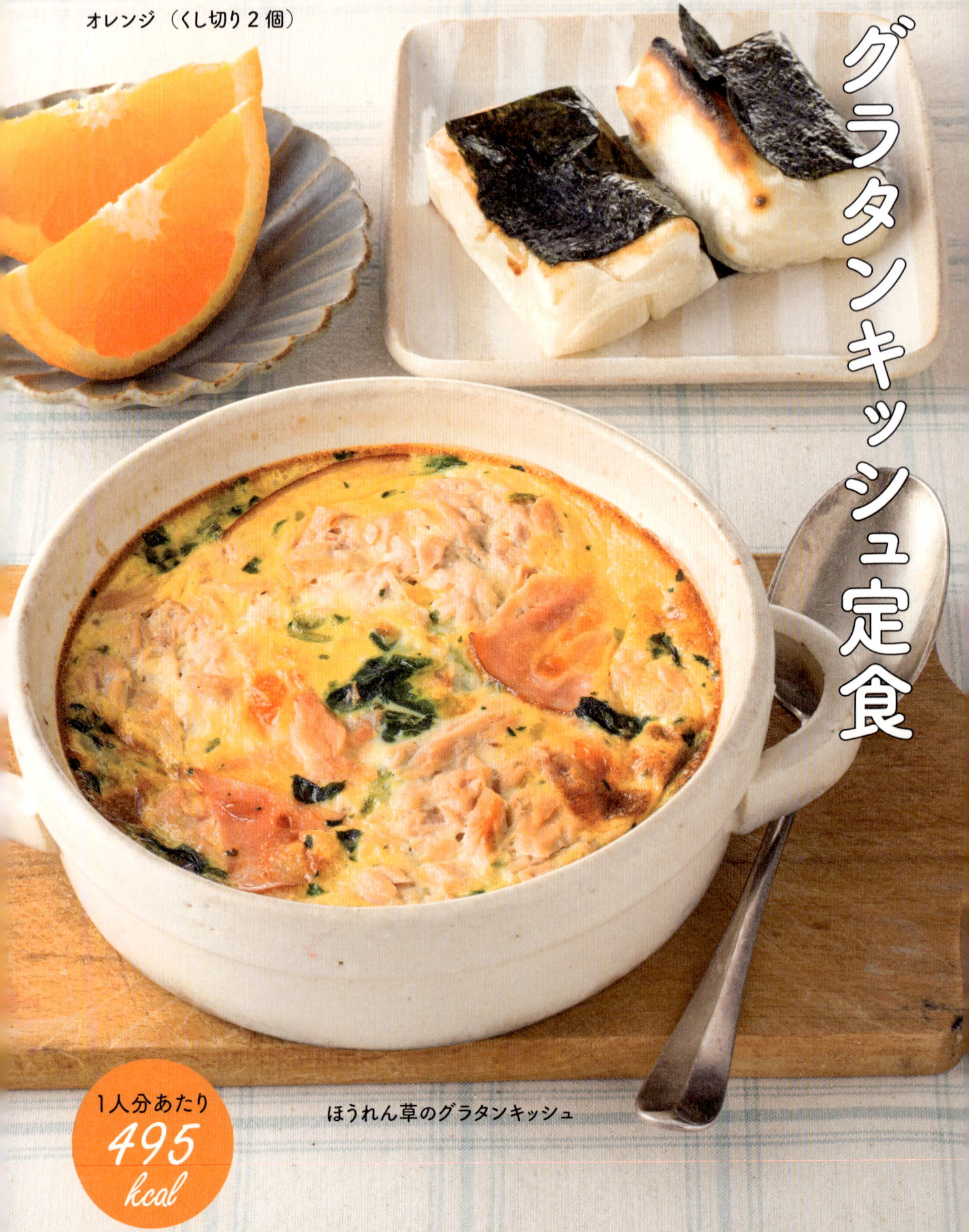

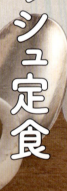

いそべ焼き

オレンジ（くし切り２個）

ほうれん草のグラタンキッシュ

1人分あたり
495
kcal

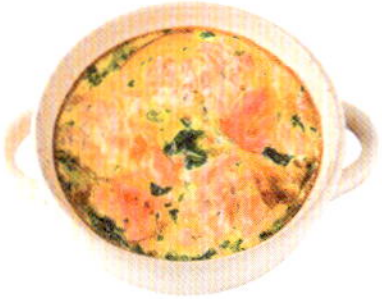

朝食にぴったりなキッシュ風

ほうれん草のグラタンキッシュ

材料（2人分）

- ほうれん草 …… 2/3束
- ハム …… 4枚
- 卵 …… 2個
- 塩・こしょう …… 少々
- アーモンドミルク …… 1/2カップ
- チェダーチーズ（シュレッドタイプ） …… 30g
- ツナ缶（水煮） …… 小1缶（70g）

作り方

1. 鍋に湯を沸かし、ほうれん草をさっと茹でてから3cm長さに切り、水けを絞る。ハムは6～8等分に切る。
2. ボウルに卵を割り入れて塩、こしょうを加えてかき混ぜる。アーモンドミルクとチェダーチーズの半分を加え、軽く混ぜ合わせる。
3. ツナ缶の汁を軽く切り、中身を2に加える。さらに1を加えて混ぜたら、グラタン皿に等分に流し入れる。残りのチェダーチーズを上に乗せる。
4. アルミホイルをかぶせてオーブントースターで10分ほど焼く。アルミホイルを外し、焼き色がつくまで5～7分焼いたら取り出す。

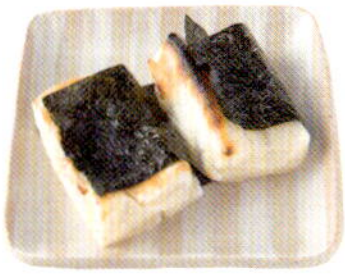

しょうゆの香ばしさと海苔の風味が食欲をそそる

いそべ焼き

材料（2人分）

- 海苔（全型） …… 1枚
- 切り餅 …… 4個
- しょうゆ …… 小さじ4

作り方

1. 海苔は4等分に切る。
2. トースターの受け皿に切り餅を並べ、焼き色がつくまで焼く。しょうゆを絡め、1の海苔で巻いたら器に盛る。

朝食7 スクランブルエッグ定食

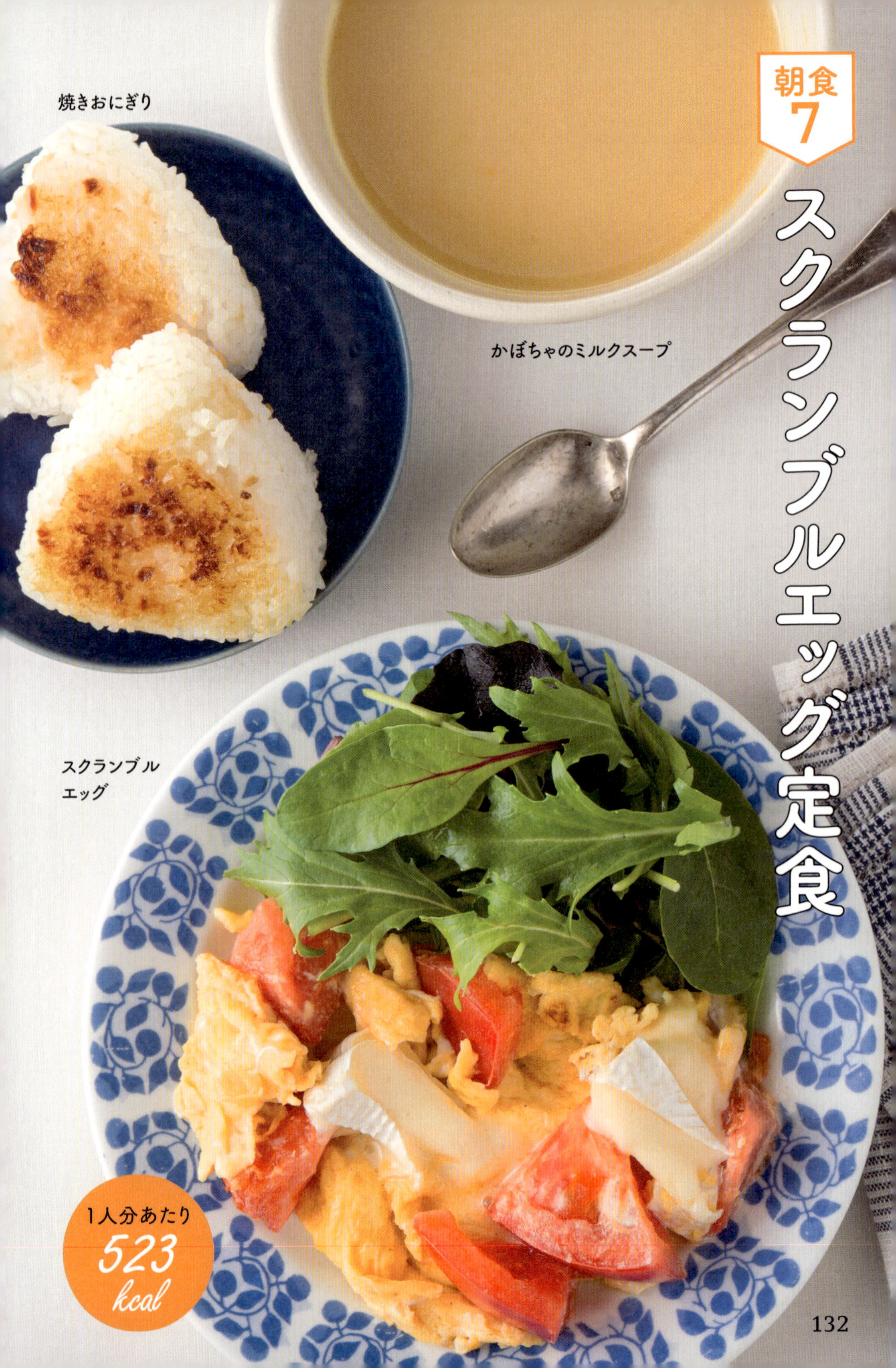
焼きおにぎり
かぼちゃのミルクスープ
スクランブル
エッグ
1人分あたり
523
kcal

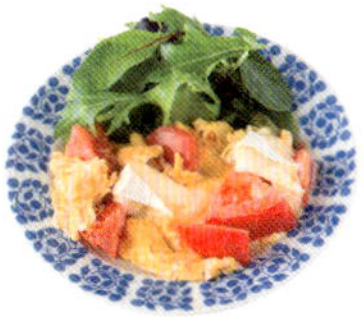

ふわふわ卵にチーズがとろーり

スクランブルエッグ

材料（2人分）

- トマト……1個
- カマンベールチーズ……50g
- 卵……2個
- 塩・こしょう……少々
- オリーブ油……大さじ1/2
- ベビーリーフ……1パック

作り方

1. トマトは乱切りにする。カマンベールチーズはひと口大に切る。
2. ボウルに卵を溶きほぐして、塩、こしょうを加えてよく混ぜる。
3. フライパンでオリーブ油を強めの中火で熱し、1のトマトを入れてさっと焼いたら、2の卵液を回し入れて大きく混ぜる。1のカマンベールチーズを散らし、ふんわりと固まる程度に火を通す。
4. 器に盛り、ベビーリーフを添える。

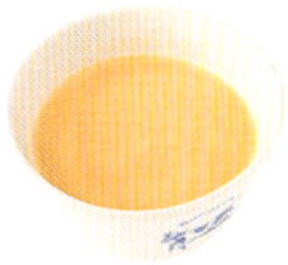

ミキサーを使わない簡単レシピ

かぼちゃのミルクスープ

作り置き可能 2〜3日（冷蔵）

材料（2人分）

- かぼちゃ……80g
- アーモンドミルク……1カップ
- 塩・こしょう……少々

作り方

1. かぼちゃはひと口大に切ってから、ラップでふんわりと包み、電子レンジ（600W）で1分30秒〜2分加熱する。
2. 小鍋に皮を取り除いた1を入れ、マッシャーなどでかぼちゃをつぶす。滑らかになったら火にかけ、アーモンドミルクを少しずつ加えながら、かき混ぜる。塩、こしょうで味を調えたら、器に盛る。

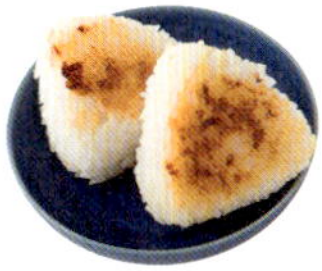

おにぎりを強めに握ると崩れにくい

焼きおにぎり

材料（2人分）

- ご飯……300g
- Ａ【みそ…小さじ2、酒…小さじ1〜2】

作り方

1. ボウルにご飯を入れ、手を水（分量外）でぬらし、食べやすい大きさのおにぎりを握る。Ａはよく混ぜておく。
2. フライパンにクッキングシートをのせ、1のおにぎりを並べて火にかける。両面に薄く焼き色がつくまで焼いたら、Ａを薄く塗り、乾く程度に焼いたら器に盛る。

＼手抜きレシピでも問題なし！／

低FODMAP 楽ちん朝食メニュー

「朝はバタバタしている」「朝食を作っている時間がない」という人も多いはず。「私にはハードルが高いかも」と二の足を踏んでいるかたもいるかもしれません。しかし、ご安心ください。低FODMAP食事法の第1ルールは、とにかく高FODMAP食品を避けること。一見、手抜きメニューでも、立派な低FODMAP食になります。

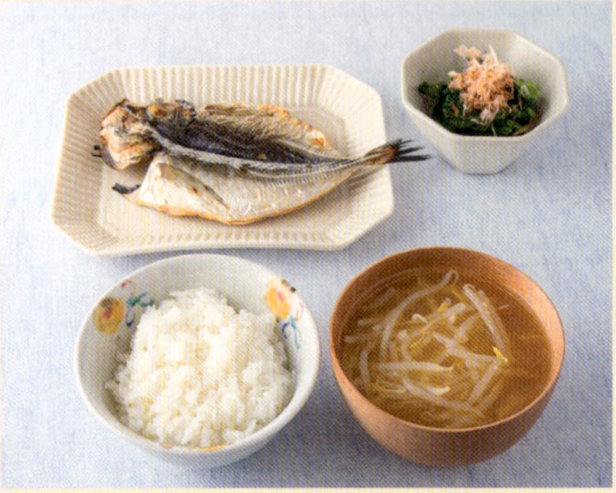

和のお手軽朝食

- アジの開き
- ほうれん草のおひたし
- もやしのみそ汁
- 白米ご飯

洋のお手軽朝食

- ハムエッグ
- トマトとレタスのサラダ
- 玄米ご飯
- 無糖コーヒー
（アーモンドミルク入り）

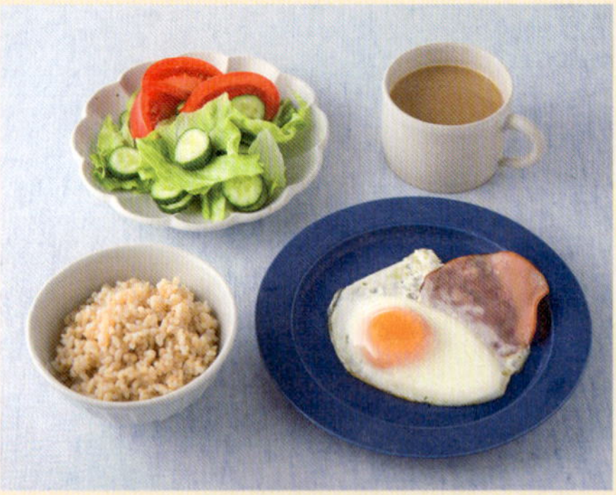

138〜141ページの「OK＆NG食品リスト」を参考にして、
自分の生活スタイルに合わせたお手軽メニューを考えてもOK！

素朴な疑問を確認しよう！

低FODMAP食事法Q&A

Q 低FODMAP食事法の実践前に、注意することはありますか？

A 下痢や便秘、腹痛、おなかの張りなどのおなかの不調の裏に、クローン病（21ページ参照）や潰瘍性大腸炎、大腸ガンといった疾患が隠れている場合もあります。低FODMAP食事法を始める前に、それらの疾患にかかっていないか、一度、病院で検査を受けることをお勧めします。右のチェックリストで、1つでも該当する項目があれば、ぜひ、検査を受けてください。また、腹痛の原因が、必ず腸にあるとは限りません。おなかに不快感や違和感があったら、胃腸の検査だけでなく、腹部エコーや腹部CTなどの検査も受けて、膵臓《すいぞう》や胆のう、肝臓などに病気がないかチェックしましょう。

- ☐ 55歳以上である
- ☐ 何もしていないのに体重が落ちた（体重の10%以上）
- ☐ 貧血、出血がある
- ☐ 進行性の嚥下《えんげ》障害がある
- ☐ 物を飲み込むときに痛みがある
- ☐ 慢性的に吐いてしまう
- ☐ 消化器系のガンにかかった家族がいる
- ☐ 消化性潰瘍にかかったことがある
- ☐ おなかにしこりがある
- ☐ 鎮痛剤、頭痛薬、カゼ薬、血液をサラサラにする薬を服用している
- ☐ リンパ節が腫《は》れている
- ☐ ピロリ菌に感染している

1つでも該当する人は病院で検査を受けよう

Q 間違えて高FODMAP食品を食べてしまいました。どうすればいいですか？

A あわてなくても大丈夫です。除去期やチャレンジ期に高FODMAP食品を食べてしまっても、症状は数日で治まります。おなかを温める、ぬるめのお風呂に入る、十分な睡眠を取るなど、リラックスした状態で経過を見守りましょう。

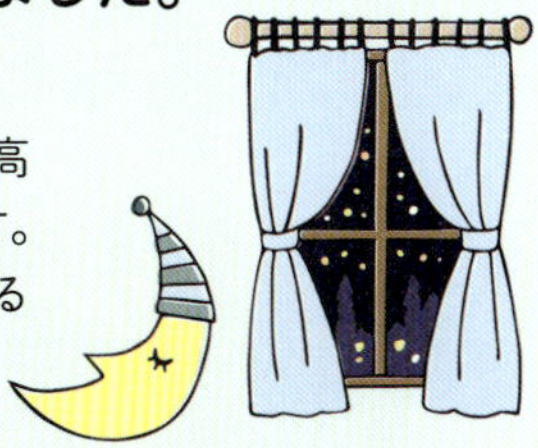

Q 低FODMAP食事法を続けているのですが、効果が現れません。

A まず、正しい方法で行えているかどうか、確認しましょう。特に、タマネギやニンニク、小麦は、少量でも影響が出やすいので、しっかりとチェックしてください。なお、腹筋を鍛えるトレーニングをして、おなか周りの筋力をつければ、効果が現れやすくなります。

おなかの不調の原因となる糖質を特定!

「チャレンジ期」のやり方

低FODMAP食事法を3週間続けて(除去期)、おなかの不調が改善したら、次は、「チャレンジ期」に移りましょう。高FODMAP食品を、5週間で糖質別に1種類ずつ摂取して、腸のメッセージを聴く「傾腸《けいちょう》」を行っていきます。自分の体に合わない糖質を見極めましょう。

ルール

❶夕食に高FODMAP食品を摂取する
朝と昼は、低FODMAPを続けてください。

❷試す量は普通の食事1回分
少なすぎても多すぎても判別が難しくなります。

❸ほかの高FODMAP食品をとらない
原因を特定するため、必ず1種類に限定してください。

❹できるだけ同じ食品で試す
1種類のFODMAPを試すときは、できるだけ同じ食品にしてください。

❺飲み物は普通の水
チャレンジ期の飲み物は、ほぼ成分のない水にしてください。

❻メモを取る
どんな症状が現れたか、便の状態はどうか、毎日の変化をメモに取りましょう。

▶ 基本的な流れ

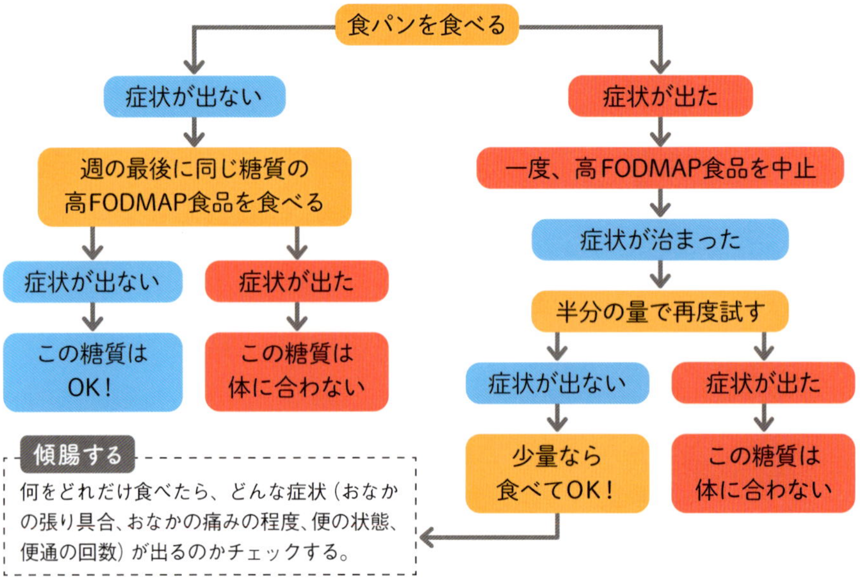

1週め「フルクタン」の摂取

口にする頻度の高い小麦粉、タマネギなどに含まれるオリゴ糖「フルクタン」を試します。

6日間食べ続ける食品

食パン（8枚切り1枚）or ニンニク（1片）

7日めに食べる食品

タマネギ

2週め「ガラクトオリゴ糖」の摂取

豆類、ごぼう、里いもに多く含まれる「ガラクトオリゴ糖」を試します。

6日間食べ続ける食品

レンズ豆 or ひよこ豆 or いんげん豆（いずれも1/2カップ）

7日めに食べる食品

絹ごし豆腐

3週め「ラクトース」の摂取

乳製品に含まれる乳糖「ラクトース」を試します。

6日間食べ続ける食品

牛乳（1/2～1カップ）or ヨーグルト（170g）

7日めに食べる食品

プロセスチーズ

4週め「フルクトース」の摂取

果物などに多く含まれる果糖「フルクトース」を試します。

6日間食べ続ける食品

はちみつ（小さじ1）or マンゴー（1/2個）

7日めに食べる食品

アスパラガス

5週め「ソルビトール」「マンニトール」の摂取

最後にポリオール「ソルビトール」と「マンニトール」を試します。

6日間食べ続ける食品

桃（1/4個）or アプリコット（2個）or きのこ類（1/2カップ）

7日めに食べる食品

リンゴ

原因の糖質がわかったら

チャレンジ期で自分の体質に合わないFODMAPを特定できたら、そのFODMAPが含まれている食品（33ページ参照）を避けた食生活を続けてください。なお、体に合わなかったFODMAPは、一生食べられないというわけではなく、加齢とともに、食べられるようになることもあります。

低FODMAP食事法 OK＆NG食品リスト

低 FODMAP 食事法における OK ＆ NG 食品の一覧表です。食品に含まれている FODMAP も記載したので参考にしてください。また、OK 食品でも 1 日の許容量（カッコ内の数値）が限られている場合もあるので、気をつけましょう。さらに、食べたときに腸から発するメッセージを聞く「傾腸」を行って、自分にとって本当に合う食品を見極めてください。

含まれているFODMAP

- ガ ……発酵性オリゴ糖のガラクトオリゴ糖
- フ ……発酵性オリゴ糖のフルクタン
- 乳 ……発酵性二糖類の乳糖（ラクトース）
- 果 ……発酵性単糖類の果糖（フルクトース）
- ポ ……発酵性ポリオール（ソルビトール、マンニトールなど）

● 穀類・その他加工品

OK

- 白米
- 玄米
- 米粉類
- もち米・もち
- そば（十割）
- シリアル（米・オート麦）
- グルテンフリーの食品
- タコス
- スターチ
- コーンスターチ
- オートミール
- コーンミール
- フォー
- ビーフン
- こんにゃく麺
- 海藻麺 など

NG

- 大麦 ガ フ
- もち麦 ガ フ
- 小麦 ガ フ
- ライ麦 ガ フ
- パン（大麦・小麦・ライ麦） フ
- ラーメン（小麦） フ
- パスタ フ
- うどん フ
- そうめん フ
- クスクス（小麦） フ
- ピザ フ
- お好み焼き フ
- たこ焼き フ
- シリアル（大麦・小麦・オリゴ糖・ドライフルーツ、はちみつを含むもの） フ など

● 野菜・ハーブ

OK

- にんじん
- トマト
- ブロッコリー（270g 未満） フ
- かぼちゃ
- ほうれん草
- チンゲン菜（115g 未満） ポ
- ピーマン（75g 未満） ポ
- オクラ（90g 未満） フ
- さやいんげん（125g 未満） ポ
- キャベツ（100g未満） ポ
- 紫キャベツ（100g 未満） ポ
- レタス
- 白菜（500g 未満） フ
- かぶ（100g 未満） フ
- 大根（280g 未満） フ
- なす（182g 未満） ポ
- きゅうり
- ズッキーニ（75g 未満） フ

- パクチー（少量）
- もやし
- えだまめ（210g 未満）フ
- たけのこ
- れんこん（150g 未満）ガ
- しその葉（少量）
- 三つ葉（少量）
- とうがらし（35g未満）フ
- パセリ
- ミント
- バジル
- モリンガ　など

NG

- アスパラガス フ 果
- にら ポ
- さやえんどう ガ フ ポ
- スナップえんどう 果
- タマネギ ガ フ
- ゴーヤ ガ
- 長ねぎ フ
- カリフラワー ポ
- セロリ ポ
- とうもろこし ポ
- ごぼう ガ
- ニンニク フ　など

いも類・豆類・きのこ・海藻類・その他加工品

OK

- じゃがいも
- ヤムいも（300g 未満）フ
- アーモンド（10粒以下）ガ
- ヘーゼルナッツ（10粒以下）ガ
- くるみ
- ピーナッツ
- 栗
- 松の実
- かぼちゃの種
- 木綿豆腐
- 焼き海苔　など

NG

- さつまいも ポ
- 里いも（タロイモ）ガ
- 大豆 ガ フ
- ひよこ豆 ガ
- あずき ガ フ
- あんこ ガ
- カシューナッツ ガ フ
- ピスタチオ ガ フ
- しいたけ ポ
- えのき ポ
- マッシュルーム ガ フ
- キムチ フ
- 梅干し（ハチミツ入りのもの）果
- 絹ごし豆腐 ガ フ
- 豆乳（大豆由来）ガ　など

肉・魚・卵・スパイス

OK

- ベーコン
- ハム
- 豚肉
- 牛肉（赤身）
- 鶏肉
- 羊肉
- 魚介類
- 卵
- カレー粉
- こしょう
- チリパウダー
- とうがらし（粉末）　など

NG

- ソーセージ（加工肉には、タマネギ、ニンニク、フルクトースなどが含まれていることが多い）フ
- わさび（練り）ガ ポ　など

調味料・その他

OK

- 塩
- 砂糖（スクロース）
- みそ（75g以下）フ
- しょうゆ
- 酢
- しょうゆポン酢（少量）
- マヨネーズ
- オリーブ油
- ごま油
- ラー油（少量）
- 缶詰のトマト
- ココア
- ココナッツオイル
- メープルシロップ
- 魚油
- キャノーラ油
- ウスターソース（105g未満）ガ ポ
- オイスターソース
- マスタード
- ピーナッツバター
- デキストロース
- スクラロース
- サルサソース
- サフラン
- パプリカパウダー　など

NG

- みりん ポ
- はちみつ 果
- オリゴ糖 ガ フ
- コーンシロップ（果糖ブドウ糖液糖）果
- ソルビトール、キシリトールなどの甘味料 ポ
- アップルソース 果
- トマトケチャップ フ
- カスタード 乳
- カレーソース（小麦粉が含まれるもの）ガ フ
- シチュー（小麦粉が含まれるもの）ガ フ
- バルサミコ酢 果　など

果物・果物加工品

OK

- バナナ（1本まで）フ
- いちご
- ぶどう
- キウイフルーツ（286g未満）フ
- オレンジ
- みかん
- キンカン
- レモン（187g未満）フ
- ライム
- パイナップル（200g未満）フ
- ブルーベリー（50g未満）フ
- パパイヤ
- ココナッツ　など

NG

- リンゴ 果 ポ
- 桃 フ ポ
- すいか フ 果 ポ
- なし 果 ポ
- グレープフルーツ フ
- メロン フ
- アボカド ポ
- 柿 フ
- 西洋なし 果 ポ
- さくらんぼ 果 ポ
- ざくろ フ
- ブラックベリー ポ
- ライチ ポ
- いちじく 果
- グアバ 果
- プラム フ ポ
- マンゴー 果
- あんず フ ポ
- レーズン フ
- プルーン フ　など

乳製品など

OK

- バター
- マーガリン（牛乳を含まないもの）
- アーモンドミルク
- ラクトース（乳糖）フリーの乳製品
- カマンベールチーズ
- チェダーチーズ
- モッツァレラチーズ
- パルメザンチーズ
- ギー　など

NG

- 牛乳 乳
- 生クリーム 乳
- 乳糖を含む乳製品全般 乳
- ヨーグルト 乳
- アイスクリーム 乳
- クリーム類全般 乳
- ラッシー 乳
- ホエイチーズ 乳
- プロセスチーズ 乳
- カッテージチーズ 乳
- クリームチーズ 乳
- プリン 乳
- コンデンスミルク 乳

など

菓子類

OK

- ポップコーン
- せんべい
- タピオカ（白・無糖）
- ポテトチップス（少量）　など

NG

- ケーキ（ショートケーキ）フ
- パンケーキ フ
- 焼き菓子 フ
- ミルクチョコレート 乳　など

飲み物・アルコール類

OK

- 水・ミネラルウォーター
- 緑茶
- コーヒー（無糖）
- 紅茶（無糖・250mℓ以下）フ
- ルイボスティー
- ココア（無糖）
- レモネード（無糖）
- クランベリージュース
- ビール
- ウイスキー
- ウォッカ
- ジン
- 甘くないワイン
- 甘くないスパークリングワイン
- 日本酒　など

NG

- ウーロン茶 フ
- ハーブティー フ
- 昆布茶 フ
- フルーツジュース 果
- 麦芽コーヒー フ
- チャイ フ
- マルチビタミンジュース 果
- エナジードリンク 果
- ポートワイン 果
- ラム酒 果　など

※ Monash University などの資料をもとに江田 証が作成（無断転載禁止）

おわりに

この本は、たくさんの患者さんから「専用のレシピ本を作ってほしい」という要望を受けて制作した、日本初の低FODMAP《フォドマップ》食事法のレシピ本となりました。

最後に、補足を述べます。

第1に、高FODMAP食品すべてを、完全に食べてはいけないわけではありません。

パン（フルクタン）は合わなくても、リンゴ（フルクトース・ポリオール）は食べられる人もいます。高FODMAP食品すべてを、一生除去するのが低FODMAP食事法だと誤解している医師もいるので注意してください。

しかも、食品アレルギーと違って、自分の腸に、どのFODMAP成分が合わないか、しっかり自己分析できれば、たとえ高FODMAP食品だったとしても、少量なら食べられることが多いのです。つまりは**自己調節でき**るのです。

この点が、食べると息苦しく呼吸困難になったり、血圧が下がったり、全身にじんましんが出たりするなど、いわゆるアナフィラキシーショックの原因になる「食物アレルギーを起こす食べ物」との大きな違いです（セリアック病患者におけるグルテンは、完全に除去する必要があります）。

第2に、「高FODMAP」「低FODMAP」の分類に関しては、大学によって見解が異なっている場合があります。

例えば、セロリに関しては、豪モナシュ大学は高FODMAP食とし、米スタンフォード大学では低FODMAP食としています（高FODMAP食が正しい）。食材には産出地や種類で差があるため、このような見解の差異が生じるのです。完全に一致することは、これからもないでしょう。また、果物などは、品質改良によって甘すぎる（果糖が増強されている）ものもあります。すべての食品のFODMAP成分について、解析が終わっているわけではありません。

しかし、**食べていいかどうかは**、**最終的に**、**あなたの腸が決めればよい**のです。ぜひ、食べたときに自らの腸が発するメッセージを注意深く聞く「傾腸《けいちょう》」をしてみてください。

第3に、実行可能なレシピにすることです。

レシピは、実行可能なものでなくては意味がありません。作るのが困難だったり、厳格にすべての高FODMAPを除去したりしたレシピでは、実際に食べられる料理にはなりません。本書のレシピは、**実験室の「試薬」としてではなく、「おいしく楽しく食べられるレシピ」になっています。**

医学は、常に更新されていくものです。現時点で、医学的にわかっていることをまとめたのが本書です。これから明らかになってくることも多いはずですが、それを全部待っていては現代に生きている人を救うことはできません。

今、目の前で困窮している患者さんの人生には、貴重な青春があり、大切なイベント（受験、恋愛、結婚、就職など）があり、一刻の猶予《ゆうよ》もありません。そんな患者さんを1秒でも早く救いたい、という気持ちで制作しました。

人生には、今しかできないことがあります。

今まで何を試しても、おなかの不調がよくならず、さまざまな人生のチャンスを逃し、悔し涙を流してきたあなたにこそ、この本を贈りたいのです。

これまでの医師は、おなかの不調を抱える患者さんに「刺激物を避け、食べすぎを避け、ごぼうやアスパラガスなどの食物繊維をたくさんとって、ヨーグルトやリンゴを食べましょう」という指導をしてきました。

しかし、最後まで読んでくださったあなたならおわかりのとおり、過敏性腸症候群やSIBO《シーボ》の患者さんでは逆効果になることがあります。そしてその数は、日本で、潜在的な患者も含めると1700万人とも推定されます。まさに重大な健康問題です。

万人の腸によいという食事はありません。これからの時代は、一人ひとりの腸に合ったオーダーメイドの食事法が必要なのです。

この本をきっかけとして、あなたが、常に腸のことを意識せざるをえない毎日から解放され、あなたの人生があたり前の幸福を取り戻すことを祈り、筆を置きます。

医学博士・江田クリニック院長　江田《えだ》　証《あかし》

江田 証（えだ あかし）

医学博士。江田クリニック院長。

1971年、栃木県生まれ。日本消化器病学会奨励賞受賞。自治医科大学大学院医学研究科修了。日本消化器病学会専門医。日本消化器内視鏡学会専門医。米国消化器病学会(AGA)インターナショナルメンバーを務める。消化器系ガンに関連するCDX2遺伝子がピロリ菌感染胃炎で発現していることを、米国消化器病学会にて世界で初めて発表し、英文誌の巻頭論文として掲載。毎日、全国から来院する患者さんを胃内視鏡・大腸内視鏡で診察し、改善させることを生きがいにしているカリスマ消化器専門医。テレビやラジオ、雑誌などに頻繁に取り上げられ、わかりやすい解説に人気がある。著書に『医者が患者に教えない病気の真実』（幻冬舎）、『パン・豆類・ヨーグルト・りんごは食べてはいけません』（さくら舎）、『なぜ、胃が健康な人は病気にならないのか？』（PHP文庫）、『小腸を強くすれば病気にならない』（インプレス）、『新しい腸の教科書』（池田書店） など多数。

参考文献
『小腸を強くすれば病気にならない』江田 証著　インプレス
『腸のトリセツ』江田 証著　学研プラス
『新しい腸の教科書』江田 証著　池田書店
『腸を治す食事術』江田 証著　新星出版社
『体にいいことだらけの 最新 腸活大全』江田 証監修　扶桑社

Staff
レシピ監修・栄養計算：金丸絵里加（管理栄養士）
デザイン：谷 由紀恵
撮影：松久幸太郎
スタイリング：木村 遥
イラスト：中村知史
編集協力：武石朋樹

■ビタミン文庫

腸をリセットする最強レシピ

2021年 3月28日　第1刷発行
2021年10月20日　第3刷発行

著　者　江田 証
発行者　室橋一彦
発行所　株式会社マキノ出版
〒103-0025　東京都中央区日本橋茅場町3-4-2　KDX茅場町ビル4階
☎03-5643-2410
マキノ出版のホームページ　https://www.makino-g.jp/

印刷所
製本所　恵友印刷株式会社

ISBN 978-4-8376-1380-0